Felix Wantke, Christine Binder-Mendl

Ernährung bei Histaminintoleranz

• maudrich. gesund essen

Felix Wantke, Christine Binder-Mendl

Ernährung bei Histaminintoleranz

maudrich

INHALTSVERZEICHNIS

VORWORT

Lebensmittelunverträglichkeiten sind in den letzten Jahren immer häufiger geworden. Insbesondere junge Mädchen und Frauen sind davon betroffen. Bauchschmerzen, Durchfälle, die mitunter anfallsartig nach dem Essen auftreten, und Blähungen sind nur einige der Beschwerden. Sie sind nicht nur am Arbeitsplatz oder in der Schule störend, sondern trüben auch das Wochenende zu Hause oder die Freizeitaktivitäten.

Die Histaminintoleranz ist neben der Laktoseintoleranz und der Fruktosemalabsorption besonders verbreitet. Es handelt sich dabei um eine Überempfindlichkeit gegenüber größeren Mengen Histamin, einem Abbauprodukt von Eiweiß. Da Histamin bei natürlichen Stoffwechselvorgängen in unserem Körper gebildet wird, können wir bei einer Unverträglichkeit lediglich das mit der Nahrung zugeführte Histamin beeinflussen, um Beschwerden zu reduzieren oder sogar zu vermeiden. Während Laktoseintoleranz-Betroffene schon aus zahlreichen laktosefreien Produkten wählen können, die auch praktisch überall erhältlich sind, müssen Betroffene sich bei Histaminintoleranz noch weitgehend allein mit ihrer Unverträglichkeit herumschlagen.

Hier wollen wir Sie unterstützen. Die Grundregel ist unkompliziert und lautet: Frische Produkte enthalten praktisch kein Histamin – auch bei Fisch oder Fleisch. Trotzdem ist das Erstellen von histaminarmen Menüs nicht einfach. Um Ihnen diese Überlegungen zu erleichtern, haben wir dieses Kochbuch zusammengestellt. Die alltagstauglichen Rezepte können nicht nur Betroffene genießen, sie sind für die ganze Familie geeignet. Sie finden Beispiele für Frühstück, Salate, Vorspeisen und kalte Speisen, Suppen, Fisch, Fleisch, fleischfreie Speisen, Süßspeisen und Desserts, Kuchen und Kleingebäck. Die Rezepte sind, wenn nicht anders angeführt, für 4 Personen gedacht.

Ziel ist es, Ihnen eine praxisnahe Hilfestellung für den Alltag zu geben, ohne Ihren Speiseplan unnötig zu reduzieren oder Sie unbegründet zu verunsichern. Ganz nach dem Motto: Gut leben trotz Histaminintoleranz.

Wir wünschen Ihnen guten Appetit!

Wien,   Felix Wantke,
im Sommer 2015   Christine Binder-Mendl

MEDIZINISCHE GRUNDLAGEN

FELIX WANTKE

Lebensmittelallergien und -intoleranzen (Unverträglichkeiten) können auch für den Allergiespezialisten eine Herausforderung sein. Man unterscheidet die IgE-vermittelte Lebensmittelallergie (durch immunologische Reaktion) von der nicht IgE-vermittelten Lebensmittelintoleranz.

Echte Lebensmittelallergien wie etwa Hühnereiweiß- oder Milchallergie treten fast ausschließlich bei Kleinkindern auf und verschwinden meist im Vorschul- oder Grundschulalter. Erdnussallergien, Shrimpsallergien oder Fischallergien können aber über Jahrzehnte bestehen.

Deutlich häufiger als echte Allergien finden sich **pollenassoziierte Lebensmittelallergien,** die durch Kreuzreaktionen von Nahrungsmitteln mit inhalativen Allergenen auftreten. Die häufigste Kreuzallergie kommt bei Birkenpollenallergikern vor, die mit Mundjucken und Halsbrennen nach Konsum von Äpfeln, Haselnüssen oder Karotten reagieren („orales Allergiesyndrom").

Zu den Nahrungsmittelintoleranzen zählen die Laktoseintoleranz, die Fruktosemalabsorption und die Histaminintoleranz, der dieses Buch gewidmet ist. Im Unterschied zu Nahrungsmittelallergien beruht eine Intoleranz auf einem Enzymdefekt (Abbaustörung einer Substanz) oder einem Defekt des Transports in die Zellen (z. B. bei der Fruktosemalabsorption).

Was ist Histamin?

Histamin ist ein biogenes Amin, das in unserem Körper in Zellen (Mastzellen und basophilen Granulozyten) vorkommt. Es ist ein natürlicher Bestandteil von pflanzlichen und tierischen Organismen und hat unzählige Aufgaben wie etwa die Steuerung der Entzündungs-

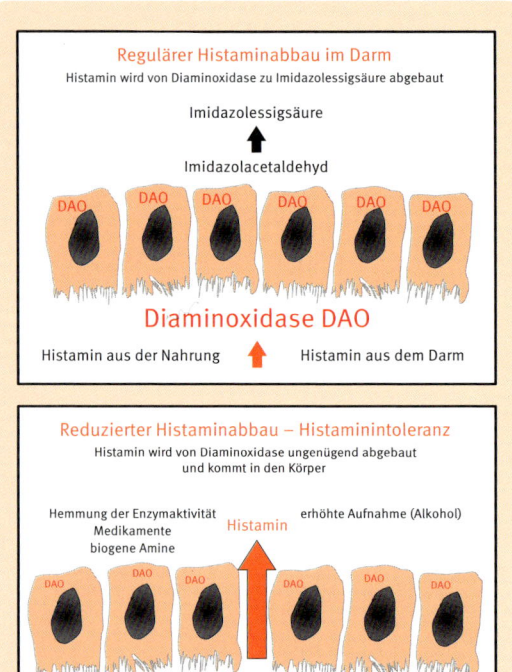

Regulärer Histaminabbau im Darm
Histamin wird von Diaminoxidase zu Imidazolessigsäure abgebaut

Imidazolessigsäure

Imidazolacetaldehyd

DAO DAO DAO DAO DAO DAO

Diaminoxidase DAO

Histamin aus der Nahrung   Histamin aus dem Darm

Reduzierter Histaminabbau – Histaminintoleranz
Histamin wird von Diaminoxidase ungenügend abgebaut
und kommt in den Körper

Hemmung der Enzymaktivität   erhöhte Aufnahme (Alkohol)
Medikamente   Histamin
biogene Amine

DAO DAO DAO DAO DAO DAO

Diaminoxidase DAO   Diaminoxidase DAO

Histamin aus der Nahrung   Histamin aus dem Darm

prozesse und der Wundheilung. Wir nehmen Histamin auch mit der Nahrung auf. Vor allem lang gereifte oder nicht mehr ganz frische Lebensmittel können große Mengen an Histamin enthalten (s. Tabelle S. 11). Kommt es zu einer Anhäufung von Histamin, können Beschwerden auftreten. Davor schützt sich der Körper mit **Abbausystemen** in Form von Enzymen. In der Leber verhindert die N-Methyltransferase und im Darm die Diaminoxidase (DAO), dass im Körper zu viel Histamin auftritt. Ein Vergleich dazu erleichtert die Vorstellung: Die Diaminoxidase funktioniert wie eine Lokomotive mit Waggons. Wird zu wenig produziert oder häuft sich zu viel Histamin an, fehlen Waggons und damit „Sitzplätze" für den Transport. Beschwerden können auch erst Stunden später auftreten und machen sich etwa als Kopfschmerzen, als Veränderungen der Haut oder der Schleimhäute bemerkbar.

Hauptsächlich ist Histamin wegen seiner unangenehmen Wirkungen bekannt. Allergische Reaktionen wie Heuschnupfen mit Nasenjucken und Niesattacken, Nesselausschlag („Urticaria"), allergisches Asthma bronchiale und Anaphylaxie (allergischer Schock) sind Krankheitsbilder, bei denen Histamin eine zentrale Rolle spielt. Bei Allergikern wird Histamin aus körpereigenen Zellen (Mastzellen und basophilen Granulozyten) im Rahmen einer Immunreaktion freigesetzt.

Was macht Histamin?

Histamin ist eine hochpotente Substanz, die auf verschiedene Gewebe im Körper wirkt (siehe Tabelle unten). Für das einzelne Organ ist es nicht wesentlich, ob das Histamin aus einer körpereigenen Zelle freigesetzt wird, oder ob es dem Körper durch Nahrungsmittel zugeführt wird – das Reaktionsmuster ist dasselbe. Es ist daher eine Frage der Menge.

Histaminwirkung auf unterschiedliche Organe

Blutgefäße: erweiterte Gefäße, Blutdruckabfall, Hautrötung, Kopfschmerz

Haut: Rötung, Juckreiz, Quaddeln

Bronchien: Verengung der Bronchien, Atemnot, Asthma bronchiale

Nasenschleimhaut: Schwellung, Juckreiz, Niesreiz, Nasenrinnen

Augenbindehaut: Juckreiz, Tränenfluss, Rötung

Herz: Herzrasen, Herzrhythmusstörungen, Blutdruckabfall

Mundschleimhaut: Jucken, Brennen, Schwellung

Darm: vermehrte Peristaltik, Durchfall, Krämpfe

Das Problem

Da Histamin eine potenziell gefährliche Substanz ist, braucht der Körper Mechanismen, die es schnell abbauen. Histamin, das im Körper freigesetzt wird, wird in der Leber vom Enzym N-Methyltransferase rasch abgebaut. Das Enzym Diaminoxidase baut im Darm Histamin ab, das mit der Nahrung aufgenommen wird. Damit wird verhindert, dass Histamin über den Darm in den Blutkreislauf gelangt.

Anders ist es bei Patienten mit Histaminintoleranz. Nach derzeitigem Verständnis können sie das **Histamin** im Darm **nicht ausreichend abbauen**, weil sie entweder einen Mangel am Enzym Diaminoxidase haben, oder weil dieses nicht richtig funktioniert. Wegen des ungenügenden Histaminabbaus kann Histamin über den Darm in den Blutkreislauf gelangen und Symptome wie Gesichtsröte, Durchfall oder Darmkrämpfe erzeugen. Typisch sind auch Kopfschmerzen. Patienten mit Asthma bronchiale können mit Atemnot reagieren.

Die Menge macht das Gift

Wie viel Histamin ein gesunder Mensch in der Regel verträgt, ist nicht genau bekannt. In Untersuchungen konnte Histamin auch bei gesunden Personen vorübergehende Beschwerden hervorrufen. In einem Experiment, bei dem die Probanden 75 mg Histamin durch ein Getränk aufnahmen (das entspricht zumindest 3 Litern von sehr histaminreichem Rotwein), bekamen auch 40 % der nicht histaminintoleranten Versuchspersonen nach einigen Stunden Durchfall. Wahrscheinlich ist dieses Ergebnis durch die unterschiedliche Toleranz gegenüber Histamin der Versuchspersonen zu erklären.

Bei der sogenannten Scombroidintoxikation lösen massive Mengen an Histamin nach Verzehr von verdorbenem Fisch auch bei gesunden Personen Symptome wie Brechdurchfall, Blutdruckabfall und starke Kopfschmerzen aus. Hier macht die Menge das Gift. Da die Diaminoxidase im Darm – selbst wenn sie ordnungsgemäß arbeitet – mit dieser großen Histaminmenge überfordert ist, können auch gesunde Menschen Beschwerden entwickeln.

Wie kommt das Histamin in unsere Nahrung?

Frische Nahrungsmittel enthalten keine klinisch relevanten Mengen an Histamin. Das ist die wichtigste Regel in der Ernährung bei Histaminintoleranz.

Histamin ist ein biogenes Amin, das durch die Decarboxilierung von Histidin entsteht. Histidin ist eine essenzielle Aminosäure, die sich unter anderem in Fleisch, Fisch und Milchprodukten findet und keine Beschwerden verursacht. In Käse, Thunfisch, Hartwurst, Sauerkraut oder alkoholischen Getränken, insbesondere in Rotwein, können daraus aber eklatante Histaminmengen entstehen (siehe nachfolgende Tabellen)!

Histamin in Nahrungsmitteln

Produkt	maximaler Histamingehalt
Käse	
Parmesan	bis 380 mg/kg
Emmentaler	bis 555 mg/kg (min. < 0,1 mg/kg)
Gouda	bis 380 mg/kg
Stilton	bis 158 mg/kg
Wurstwaren	
Osso collo	bis 378 mg/kg
Rohschinken	bis 85 mg/kg
Salami	192–279 mg/kg
Dauerwurst	bis 58 mg/kg
Fisch	
Süßwasserfische	< 6 mg/kg
frischer Fisch	< 10 bis 330 mg/kg (Mittel: 14 mg/kg)
gefrorener Fisch	10 bis 2.057 mg/kg (Mittel: 50 mg/kg)
Sardinen	bis 176 mg/kg
Sardellenpasta	bis 282 mg/kg
Sardinen – Dose	bis 1.200 mg/kg
Hering – Dose	bis 580 mg/kg
Räuchermakrele	bis 219 mg/kg
Räucherlachs	bis 165 mg/kg
Sardinen	bis 1.500 mg/kg
Sardinen – Dose	bis 203 mg/kg
Thunfisch roh	bis 5.190 mg/kg
Thunfisch – Dose	bis 6.070 mg/kg
Thunfisch verdorben	bis 13.000 mg/kg
Gemüse	
Sauerkraut	bis 200 mg/kg
Spinat	bis 38 mg/kg
Tomaten	bis 22 mg/kg

Quellen: adaptiert nach [1], [2], [5], [6]

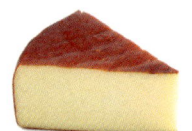
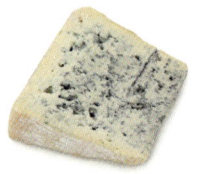
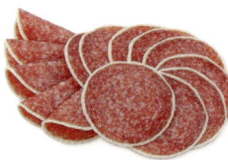

Wie viel Histamin nehmen wir durch die Nahrung wirklich auf?

Wenn man die Maximalwerte in den Histamintabellen und vor allem die Streubreite der Histaminwerte betrachtet, stellt sich die Frage: Wie viel Histamin nehmen wir durchschnittlich beim Essen auf? Nach österreichischen Untersuchungen schätzt man die Histaminbelastung bei einer fleischhaltigen Mahlzeit (Frischfleisch) auf 1 bis 42 mg, aber auf bis zu 264 mg, wenn Fisch konsumiert wird. Nach Rauscher-Gabernig et al. beträgt die Histaminaufnahme 0,5 bis 2,5 mg, wenn man Gebratenes oder Gekochtes isst, aber 14,8 mg, wenn Hartwurst, gereifter Käse und Rotwein konsumiert werden. Basierend auf österreichischen Daten konsumieren wir demzufolge durchschnittlich 5,3 mg Histamin bei einer Mahlzeit. Bei **Käse oder Hartwurst** ist der **Reifeprozess** (Fermentation) ein wesentlicher Produktionsschritt. Dabei entstehen biogene Amine wie Histamin oder Tyramin, was durchaus gewollt ist, da sie wichtige Geschmackskomponenten des Käses und der Hartwurst darstellen. Daraus folgt, dass mit zunehmender Reifung auch der **Histamingehalt** in den Lebensmitteln steigt. Sehr junger Käse kann dementsprechend wenig Histamin enthalten. Bei Käse hemmt außerdem ein hoher Salzgehalt die Histaminentstehung. Eine weitere Ursache für Histamin im Endprodukt liegt im Histamingehalt des Ausgangsproduktes. So enthält etwa Rohmilchkäse mehr Histamin als Produkte, die aus pasteurisierter Milch hergestellt wurden, und Schaf- und Ziegenkäse enthalten zumeist mehr Histamin als Kuhmilchkäse.

Fisch ist ein stark histidinhaltiges, leicht verderbliches Nahrungsmittel. Während frisch gefangener Fisch praktisch kein Histamin enthält, kann es bei entsprechender Temperatur (z. B. durch mangelnde Kühlung) in kurzer Zeit entstehen. Das ist besonders bei großen Fischen (z. B. Thunfisch) ein Problem, die in warmen Gewässern gefangen werden.

Im **Wein** entsteht Histamin erst bei der Gärung, und zwar beim organischen Säureabbau, bei dem Apfelsäure zu Milchsäure abgebaut wird (malolaktische Gärung). Durch den gezielten Einsatz von speziellen Reinhefen, die heute kommerziell erhältlich sind, kann die Histaminneubildung beim organischen Säureabbau weitgehend unterbunden werden.

Achtung: Da bei den Histaminmessungen unterschiedliche Produkte unterschiedlichen Reifegrades gemessen wurden, finden sich auch starke Schwankungen innerhalb eines Produktes in den Histamintabellen.

Histamin in alkoholischen Getränken in mg/Liter

	Proben	Minimum	Mittel	Maximum
Bier				
	11	0,02	0,03	0,05
Weizenbier				
Österreich	2	0,12	0,21	0,30
Deutschland	4	0,45	0,50	0,56
Weißwein				
Österreich	22	0,003	0,04	0,12
Rotwein				
Österreich	100	0,50	7,20	27
Österreich	19	0,06	1,01	3,8
Sekt & Champagner				
Österreich	21	0,001	0,02	0,1
Deutschland	10	0,31	0,63	1,9
Frankreich	8	0,02	0,05	0,14
Champagner	9	0,12	0,41	1,04

Die Bestimmungen wurden mittels HPLC [3], [4] oder mittels Radioimmuno assay [1] durchgeführt. Die Unterschiede der Histamingehalte sind ernte-, jahrgangs- und produktionstechnisch bedingt.

Küchenalltag und Lagerung

Zuletzt entstehen biogene Amine wie Histamin bei unsachgemäßer Lagerung oder bei Unterbrechung der Kühlkette. Dies kann sowohl im Handel und Vertrieb als auch im Haushalt geschehen. Bereits bei Zimmertemperatur können die Histaminwerte innerhalb einiger Stunden ansteigen. Verdorbene Lebensmittel weisen eklatante Histaminmengen auf und sind daher für den Verzehr ungeeignet. Für den Küchenalltag gilt, dass **Histamin weder durch Erhitzen noch durch Tiefkühlen zerstört** werden kann und somit nachträglich nicht mehr aus der Nahrung eliminiert werden kann. Lediglich mehrmaliges Aufkochen mit Wechsel des Kochwassers könnte biogene Amine ausschwemmen, aufgrund des Geschmacksverlustes des Lebensmittels ist dieser Weg aber aus kulinarischer Sicht nicht praktikabel und wegen des Verlustes an Nährstoffen nicht ratsam.

Histamin riecht nicht

Auch größere Mengen an Histamin in Nahrungsmitteln müssen nicht unbedingt bemerkt werden, da Histamin geruchlos ist. Es könnte allerdings ein stark metallischer Geschmack auffallen. In diesem Fall sollten die betroffenen Speisen dezidiert gemieden werden.

Histaminliberatoren

Manche Lebensmittel enthalten zwar kein Histamin, können aber Histamin im Körper freisetzen (= liberieren). Sie werden Histaminliberatoren genannt und können bei histaminintoleranten Personen Beschwerden verursachen (siehe S. 25).

Diagnostik der Histaminintoleranz

Histaminintolerante Patienten reagieren mit Symptomen wie Gesichtsröte, Anschwellen der Nasenschleimhaut, Kopfschmerzen oder Juckreiz kurz nach Genuss von Rotwein, Käse, Thunfisch, Hartwürsten oder Sauerkraut (siehe Tabelle).

Die häufigsten Auslöser von Beschwerden sind:
1. Alkoholische Getränke – insbesondere Rotwein
2. Käse – insbesondere Hartkäse wie Emmentaler
3. Schokolade, kakaohaltige Nahrungsmittel (= Histaminliberatoren)
4. Salami, Rohwürste, Rohschinken
5. Fisch
6. Tomaten, Sauerkraut, Spinat
7. Zitrusfrüchte, Kiwi, Erdbeeren (= Histaminliberatoren)

Die Beschwerden treten meist innerhalb der ersten halben Stunde nach Verzehr auf. Nach dem Trinken von Sekt rötet sich das Gesicht meistens bereits nach wenigen Minuten. Durchfälle oder Bauchkrämpfe können aber auch erst einige Stunden nach dem Essen einsetzen.

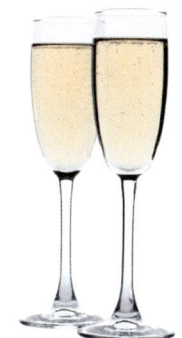

Es gibt Patienten, die vorwiegend auf einzelne histaminreiche Nahrungsmittel wie Käse oder Thunfisch reagieren. Typisch ist auch, dass die Beschwerden wiederholt auslösbar sind, womit nach einiger Zeit ein bestimmtes Nahrungsmittelmuster entsteht.

Laboruntersuchungen

Eine konventionelle Allergietestung mit Haut-Pricktest auf Nahrungsmittel und inhalative Allergene (Kreuzreaktionen – „assoziierte Allergien"), der Bestimmung von spezifischen IgE-Antikörpern gegen Nahrungsmittelallergene und der Bestimmung des Gesamt-IgE-Spiegels ist Standard.

Die in letzter Zeit oftmals durchgeführten IgG-Tests auf Nahrungsmittel werden von den allergologischen Fachgesellschaften nicht empfohlen.

Bei Histaminintoleranz ist der **Allergietest auf Nahrungsmittel zumeist negativ**. Eine Histaminintoleranz kann allerdings auch parallel zu einer Typ-1-Allergie auftreten (z. B. inhalative Allergene), wobei die Symptomatik während der Pollensaison deutlich verstärkt sein kann.

Die Untersuchungen erster Wahl sind deshalb die Bestimmung des **Histamingehaltes im Plasma** und der **Diaminoxidase im Serum**. Histaminintolerante Personen haben zu niedrige Diaminoxidasespiegel und meistens erhöhte Histaminspiegel. Eine histaminfreie Ernährung (siehe S. 17) kann diese Werte verändern.

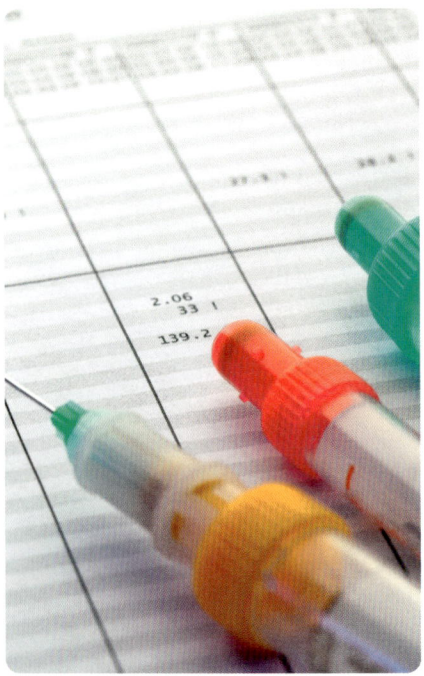

Provokationstests

In Spezialkliniken kann ein oraler Histaminprovokationstest durchgeführt werden. Dabei wird ein Getränketyp (Rotwein, Tee etc.) mit verschiedenen Histamingehalten zu trinken gegeben und die Beschwerden sowie die Veränderungen des Plasmahistaminspiegels werden untersucht. Der histaminintolerante Patient reagiert auf das histaminreiche Getränk mit typischer Symptomatik und einem Plasmahistaminanstieg.

Als weiteres Diagnostikum dient die versuchsweise histaminfreie Ernährung über 14 Tage. Bei diesem sog. „inversen Provokationstest" (Weglassen statt Auslösen) wird ein histaminintoleranter Patient einen deutlichen Rückgang seiner Beschwerden bemerken.

Einmal Histaminintoleranz – immer Histaminintoleranz?

Geschätzte 1% der Bevölkerung leiden unter Histaminintoleranz, wobei es nach unserem jetzigen Wissen einerseits vorübergehende und andererseits chronische, also anhaltende, Histaminabbaustörungen gibt. Vorübergehende Formen der Histaminintoleranz können zum Beispiel nach einem Darminfekt auftreten. Das bedeutet, dass eine Histaminintoleranz nicht ein Leben lang andauern muss, sondern auch wieder vergehen kann.

Therapie der Histaminintoleranz

Die histaminfreie Diät, also das Meiden potenziell histaminhaltiger Nahrungsmittel, stellt die Therapie der Wahl dar (siehe Tabelle auf S. 11). Zusätzlich sollte man bei schweren Symptomen ein nicht sedierendes Antihistaminikum einnehmen (Levocetirizin, Desloratidin; verträgt sich auch mit Alkohol). Besonders vor Ereignissen, bei denen die Einnahme von histaminhaltigen Nahrungsmitteln zu erwarten ist, etwa einem Gesellschaftsabend oder einem Geschäftsessen, wo ein bis zwei Gläschen Sekt getrunken werden, empfiehlt sich die prophylaktische Einnahme eines nicht sedierenden Antihistaminikums, mit dem die Symptomatik erfolgreich unterdrückt werden kann.

Histaminfreie Diät und Mangelernährung

Wesentliche Punkte bei Eliminations-, also Weglass-diäten sind die Therapiedauer und die möglichen Nebenwirkungen in Form von Mangelerscheinungen. Prinzipiell vermeidet die histaminfreie Diät nur Dauerprodukte wie Sauerkraut, Salami oder Rohschinken, Makrelen oder Thunfisch und langgereifte Käse wie etwa Emmentaler oder Parmesan. Man kann sehr wohl frische Wurstwaren, Frischkäse oder frische Milchprodukte essen. Auch frisch gefangener Fisch, vorzugsweise Süßwasserfisch, enthält kaum Hista-

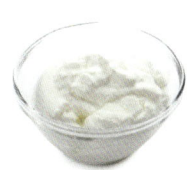

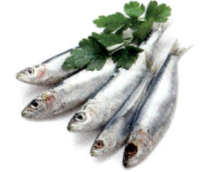

min. Teigwaren, Kartoffeln, Reis, frisches Gemüse (mit Ausnahme von Tomaten) oder Obst sind eigentlich histaminfrei, obwohl etwa Erdbeeren über Histaminfreisetzung im Körper (Histaminliberator) zu Symptomen führen können. Es besteht somit praktisch keine Gefahr der Mangelernährung bei histaminfreier Diät.

Eigentlich ist der gängige Ausdruck „histaminfrei" nicht ganz korrekt, da minimale Histaminmengen praktisch in jedem Lebensmittel gefunden werden. Minimale Histaminmengen lösen aber keine Beschwerden aus und sind daher zu vernachlässigen. Da die Bezeichnung „histaminfreie Diät" seit gut zweieinhalb Jahrzehnten zu einem fixen Begriff geworden ist, möchten auch wir bei diesem Ausdruck bleiben.

Geplante Diätfehler

Die Therapiedauer ist individuell verschieden. Der Patient sollte „geplante" Diätfehler (= Essen von potenziell histaminreichen Lebensmitteln) begehen, um festzustellen, ob das Meiden eines spezifischen Nahrungsmittels noch notwendig ist. Das ungezielte und dauerhafte Verbieten bestimmter Lebensmittel ist abzulehnen, zumal es auch vorübergehende Formen der Histaminintoleranz gibt. Der Patient hat somit Einfluss auf seine Ernährung, was insbesondere bei längeren Diäten den Therapieerfolg deutlich erhöht.

Die prophylaktische Einnahme eines Antihistaminikums ermöglicht eine gewisse Freiheit, Diätfehler zu begehen und sie weitgehend problemlos zu überstehen. Eine Ausnahme bilden Patienten, die nach Genuss histaminhaltiger Nahrungsmittel zu bronchialer Verstopfung neigen. In diesem speziellen Fall sollten bewusste Diätfehler, wenn überhaupt, nur nach Antihistaminika-Prämedikation und vorbeugender Inhalation eines kurzwirksamen Beta-2-Mimetikums (bronchienerweiterndes Arzneimittel) gemacht werden.

Histamin ist nicht an allem schuld

Es steht außer Zweifel, dass eine Lebensmittelunverträglichkeit für den Patienten eine unangenehme, die Lebensqualität massiv beeinträchtigende Problematik darstellt. Aber wie bei anderen Dingen im Leben muss man auch bei der Histaminintoleranz die Kirche im Dorf lassen, denn Histamin ist nicht an allem schuld.

Die heutige Praxis, aufgrund von Hörensagen oder mitunter zweifelhafter Internetseiten eine selbstverordnete Diät durchzuführen, ist selten zielführend. In der Medizin gilt der Satz **„Zuerst die Diagnose, dann die Therapie"**.

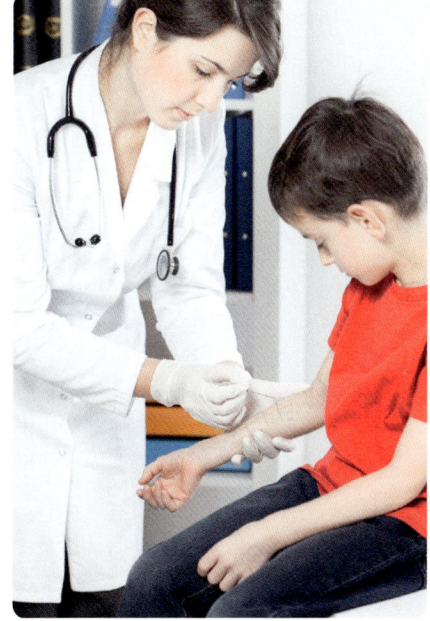

Die Selbstbeobachtung ist natürlich der erste Schritt zur Problemlösung, allerdings sind die Beschwerden einer Lebensmittelintoleranz von einer Lebensmittelallergie nicht immer leicht zu unterscheiden. Des Weiteren gibt es auch andere Ursachen für die meist eher unspezifischen Beschwerden. Daher ist eine allergologische Aufarbeitung Ihrer Beschwerden vom Facharzt nötig, um eine rasche Diagnosestellung zu ermöglichen. Dies gilt ganz besonders für Kinder und Jugendliche, da in der Wachstumsphase eine Mangelernährung durch nicht begründete Diäten unbedingt zu vermeiden ist, ganz abgesehen von der potenziellen Traumatisierung des Kindes durch sinnlose Verbote beim Essen.

Sobald die Diagnose gestellt wurde und es Unklarheiten bezüglich der richtigen Ernährung gibt, hilft ein Diätologe. Leider existieren seitenlange Listen, die fast alle Speisen als histaminhaltig bezeichnen, den Patienten sinnlose Restriktionen auferlegen und sie unnötig verwirren. Auch hier kann ein Diätologe Klarheit schaffen.

Wenn Sie bereits seit vier Wochen eine Lebensmittel-gruppe (z. B. Milch) strikt meiden und keine Verände-rung Ihrer Beschwerden feststellen, so können diese nicht von den gemiedenen Lebensmitteln ausgelöst worden sein. In solch einem Fall empfiehlt es sich, ein Essprotokoll über 14 Tage zu verfassen und mit dem behandelnden Arzt zu besprechen.

Gut leben mit Histaminintoleranz

Es genügt, wenn man sich bei Histaminintoleranz auf die wesentlichen histaminreichen Lebensmittelgrup-pen konzentriert (siehe Tabelle auf S. 11) und diese meidet oder nur in geringem Maß zu sich nimmt. Auch bei einem histaminreichen Nahrungsmittel wie etwa Emmentaler ist zu erwarten, dass gewisse Pro-dukte verträglicher sind als andere. Hier ist kein strik-tes Einhalten einer Diät gefragt, sondern Experimen-tierfreudigkeit für das Erarbeiten eines individuellen Diätplans.

Und wie immer gilt: **Die Dosis macht das Gift!** Bege-hen Sie Diätfehler mit geringen Mengen und steigern Sie die Menge bei Verträglichkeit langsam, bis Sie Ihre persönliche Toleranzgrenze ausgelotet haben. Da es Patienten gibt, die ihre Histaminintoleranz wie-der verlieren, sind regelmäßige Diätfehler wichtig, um die Histaminverträglichkeit zu testen.

Des Weiteren hilft die Einnahme eines Antihistamini-kums bei geplanten Diätfehlern. Es gibt Diaminoxida-se-Tabletten, die vor dem Essen eingenommen werden können und helfen, Histamin im Darm abzubauen.

Speisen, die Sie immer problemlos vertragen haben, sollen Sie natürlich weiter essen, egal was diesbezüg-lich auf einer „Liste" steht!

1 x 1 der histaminarmen Ernährung

---> histaminfreie Diät
---> Einnahme eines Antihistaminikums
---> Einnahme von Diaminoxidase-Kapseln
---> Diätfehler, um den derzeitigen Intoleranzstatus
     festzustellen
---> Diätologie

Meist genügt es, wenn man sich bei Histaminintoleranz auf die wesentlichen histaminreichen Lebensmittelgruppen konzentriert (Käse, Hartwurst, Fisch, Sauerkraut und Rotwein) und diese meidet oder nur in geringen Maßen zu sich nimmt. Bedenken Sie, dass fangfrischer Fisch praktisch histaminfrei ist, und probieren Sie die Verträglichkeit aus.

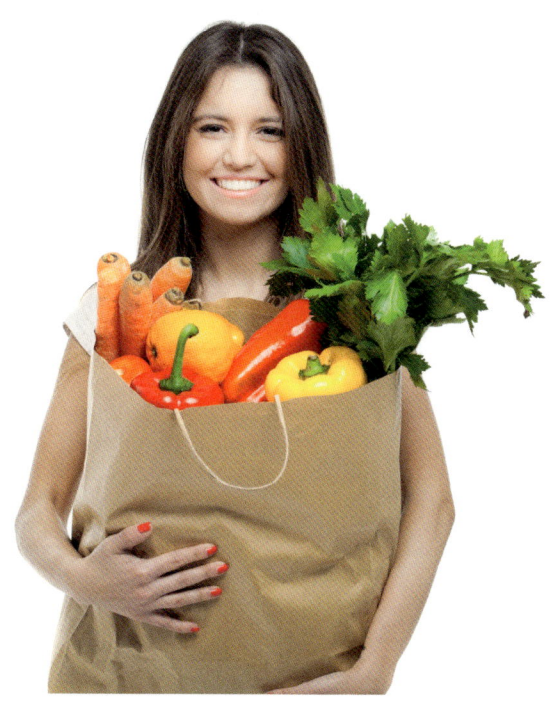

ESSEN MIT HISTAMININTOLERANZ

CHRISTINE BINDER-MENDL

Was soll ich essen?

Die grundlegenden Ernährungsempfehlungen ergeben sich schon aus den vorangehenden Informationen: Da es sich bei Histamin um einen Bestandteil von Eiweiß handelt, sind vor allem eiweißhaltige Nahrungsmittel wie Fleisch, Fisch, Ei, Milch und Milchprodukte Auslöser von Beschwerden. **Frische Lebensmittel** enthalten geringe Mengen an Histamin und sind daher besser geeignet als gelagerte oder verarbeitete Produkte. Je verarbeiteter und je länger haltbar das Nahrungsmittel ist, desto mehr biogene Amine enthält es und desto unbekömmlicher wird es für Betroffene.

Histamin ist hitze- und kältestabil, das heißt, es wird weder durch Kochen noch durch Einfrieren vermindert oder gar zerstört. Die Menge an Histamin in Nahrungsmitteln steigt durch die Lagerung. Das gilt auch für gefrorene Produkte, denn Einfrieren verzögert den Prozess des Verderbens, verhindert ihn aber nicht.

Bei lagerfähiger Ware gilt: Das Mindesthaltbarkeitsdatum ist für Sie Ablaufdatum. Ist es überschritten, sollte die Ware nicht mehr verzehrt werden.

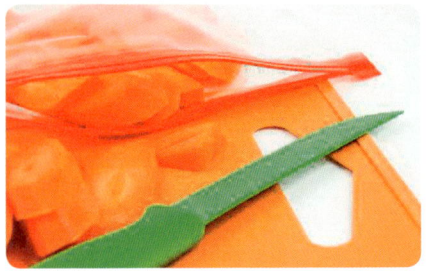

Werden Speisen selbst zubereitet, ist es von Vorteil, kleine Portionen zu kochen. Bleibt ein Rest übrig, sollte dieser sofort in Eiswasser gekühlt und schockgefroren werden. Die Lagerdauer im Tiefkühlgerät sollte so kurz wie nötig gehalten werden.

Im Internet findet man endlose Verbotslisten. Diese sind sehr kritisch zu betrachten, da bei konsequentem Einhalten die Gefahr einer einseitigen Kost und daher einer Mangelernährung besteht. Ein Beispiel dazu: Da konzentrierte Hefe die Beschwerden fördert, raten manche vom Verzehr von Brot ab. Überlegt man jedoch, wie viel Hefe man pro Scheibe Brot zu sich nimmt, muss man zum Schluss kommen, dass diese Empfehlung irrational ist.

Toleranzschwelle

Die Toleranzschwelle von Betroffenen ist individuell. Schreiben Sie am besten Positivlisten, auf denen Sie all jene Nahrungsmittel notieren, die Sie mehrmals beschwerdefrei verzehren konnten.

Wie viel Histamin vertragen wird, ist individuell sehr unterschiedlich und vergleichbar mit einer Regentonne: Jeder Tropfen vermehrt das Volumen des Inhaltes, aber schon ein Tropfen kann den Behälter zum Überlaufen bringen. Oft wird die letzte Mahlzeit als vermeintlicher Verursacher der Beschwerden verdächtigt, meist sind sie jedoch von der gesamten über den Tag oder sogar den Vortag zugeführten Histaminmenge ausgelöst.

Kleine Portionen histaminhaltiger Lebensmittel über den Tag verteilt gegessen werden meist gut vertragen. In größeren Mengen oder kombiniert mit anderen histaminhaltigen Nahrungsmitteln verzehrt können sie jedoch Beschwerden auslösen. Ein praktisches Beispiel sind Tomaten: Der Verzehr von zwei bis drei Cocktailtomaten bleibt meist ohne Folgen. Tomatensauce, Tomatenketchup oder Tomatenmark führen jedoch oft zu Beschwerden.

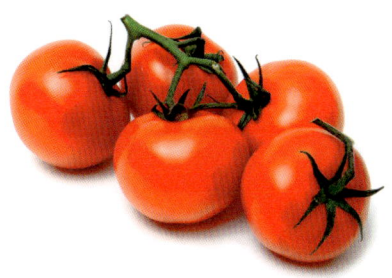

Urlaub

Nach unserer klinischen Erfahrung verbessern sich im Urlaub meist die Beschwerden, und die Toleranzschwelle für Histamin steigt. Dies ist vermutlich auf den Entspannungseffekt des Urlaubs oder umgekehrt auf die Anspannung während des Alltags zurückzuführen. Daher kommt Entspannungsübungen und Stressabbau in der Therapie eine besondere Bedeutung zu.

Gewürze und Essig

Hefeextrakt und Glutamat werden Speisen als Geschmacksverstärker zugesetzt. Es handelt sich dabei um konzentrierte, eiweißhaltige Verbindungen, die schon in kleinen Mengen Beschwerden auslösen können. Bei der Wahl der Gewürze empfehlen wir daher, immer die Zutatenliste zu lesen, um sicherzugehen, dass weder Glutamat noch Hefeextrakt enthalten sind.

Weinessig wird aus vergorenem Wein hergestellt, der wiederum aus vergorenen Früchten produziert wird. Der doppelte Gärprozess vermehrt auch das Histamin. Gut verdünnter Obstessig eignet sich besser als Weinessig. Auch Essigessenz sollte gemieden werden. Sie enthält, abgesehen von ihrer ätzenden Wirkung, auch weniger Vitamine und Geschmack.

Wie soll ich würzen?

Zum Würzen eignen sich alle Küchenkräuter von A wie Anis bis Z wie Zitronenmelisse – frisch, tiefgekühlt oder getrocknet. Werden trockene Kräuter verwendet, sollten diese in etwas Flüssigkeit angerührt ziehen, damit sie ihr volles Aroma entfalten.

Alkohol

Große Mengen Alkohol sind für niemanden gesund, vom Alkoholgenuss bei Histaminintoleranz ist aber besonders abzuraten. Erstens ist Alkohol ein gutes Lösungsmittel, zweitens verbessert er die Darmdurchlässigkeit, drittens hemmt er die Diaminoxidase und viertens erweitert Alkohol die Gefäße.

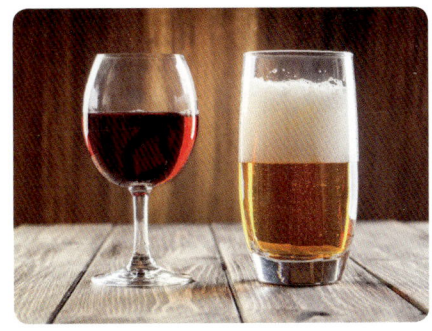

Histaminintolerante Personen sollten jeglichen Alkoholkonsum vermeiden.

Histaminliberatoren

Wie bereits beschrieben, gibt es Nahrungsmittel mit biogenen Aminen, die einen ähnlichen Transportweg wie Histamin benutzen. Oft befinden auch sie sich auf Verbotslisten. Histaminintolerante Personen sollten aber nicht unbedacht auf sie verzichten, sondern zuerst ihre Verträglichkeit testen. Denn mit jedem Meiden von Lebensmitteln oder gar Lebensmittelgruppen besteht die Gefahr, einen Mangel zu verursachen.

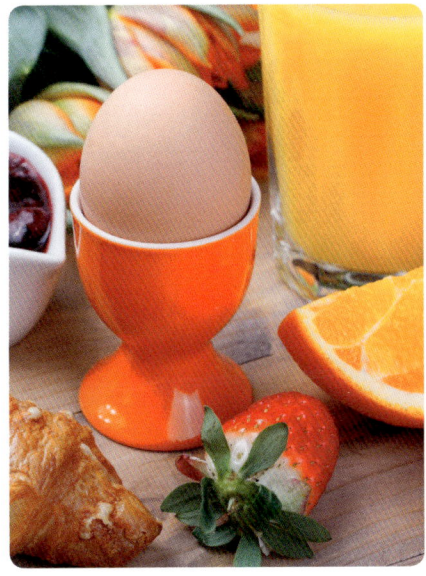

Nahrungsmittel mit biogenen Aminen sind Zitrusfrüchte, Kakao und Schokolade, Ananas, Erdbeeren, Himbeeren, Kiwi, Papaya, Banane, Birne, Weintrauben, Pflaumen, Walnüsse, Erdnüsse, Hülsenfrüchte, Weizenkeime und Avocado. Wesentlich ist die Summe aller konsumierten biogenen Amine zu einer Mahlzeit oder an einem Tag, nicht nur einzelne Lebensmittel.

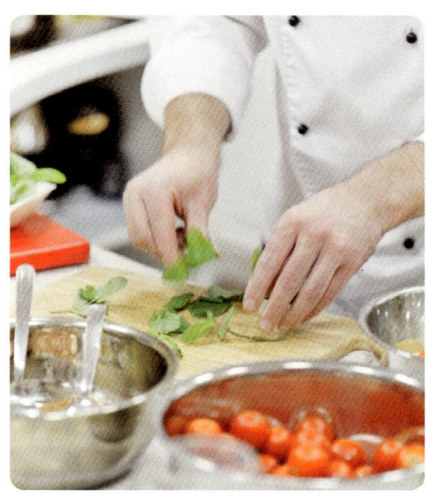

Essen außer Haus

Essen außer Haus, in der Kantine oder im Restaurant muss geplant werden. Besonders dem Besuch eines italienischen oder chinesischen Restaurants können Durchfall oder Kopfschmerzen folgen. Durch die Wahl frisch zubereiteter und histaminarmer Speisen wird das Wohlbefinden nach dem Restaurantbesuch jedoch kaum beeinträchtigt. Wird die Hauptmahlzeit in einer Betriebskantine eingenommen, so kann ein klärendes Gespräch mit dem Küchenchef „Nachwirkungen" vermeiden.

Einkauf und Transport

Beim Einkauf lohnt es sich, auf das Mindesthaltbarkeitsdatum zu achten, besonders dann, wenn die Ware nicht sofort verbraucht wird. Frisches Hackfleisch muss am Tag der Herstellung, frischer Fisch am Tag des Einkaufs verarbeitet oder sofort schockgefroren und anschließend bei −18°C so kurz wie nötig gelagert werden. Wurstwaren sollten entweder frisch aufgeschnitten oder im Ganzen eingekauft und selbst aufgeschnitten werden.

> **Tipp:** Immer beste Qualität wählen! Inländische Ware unterliegt strengen Kontrollen und hat meist kürzere Transportwege.

Fisch, Fleisch und Milchprodukte müssen gekühlt nach Hause transportiert werden, damit die Kühlkette nicht unterbrochen wird. In der heißen Jahreszeit empfiehlt sich die Verwendung von Tiefkühlelementen, die auf die Ware gelegt werden, da die Kälte von oben nach unten wandert.

REZEPTE

CHRISTINE BINDER-MENDL

FRÜHSTÜCK

SPORTLERBROT

Zutaten:

200 g Fünfkornflockenmischung
¼ l Apfelsaft
1 Becher Naturjoghurt
1 Würfel Hefe/Germ (oder Trockenhefe/-germ)
etwa ¼ l Wasser
1 EL Zucker
250 g Dinkelvollkornmehl
250 g Brotmehl
500 g Weizenmehl
20 g Salz
40 g Brotgewürz
200 g Karotten (gerieben)
Kaffee (zum Bestreichen)

Zubereitung:

Fünfkornflocken mit Apfelsaft und Joghurt vermischen, ziehen lassen und über Wasserdampf wärmen. Aus Hefe, Zucker und wenig lauwarmem Wasser einen Vorteig (Dampfl) bereiten und so lange gehen lassen, bis sich die Masse verdreifacht hat. Alle trockenen Zutaten miteinander vermischen. Karotten fein raspeln und mit den eingeweichten, erwärmten Flocken, dem Vorteig und dem Mehlgemisch vermengen. Bei Bedarf lauwarmes Wasser zugeben, bis der Teig geschmeidig wird und sich vom Schüsselrand löst.
Zugedeckt gehen lassen, bis die Masse doppelt so groß ist. Noch einmal durchkneten und wieder gehen lassen. Aus dem Brotteig kleine Laibe formen, einschneiden und noch einmal gehen lassen, bevor man sie mit Kaffee bestreicht und für etwa 30 Min. (je nach Größe) bei 180° C bäckt.

GEFÜLLTES BAGUETTE

Zutaten:

4 Baguettebrötchen
1 Pkg. Quark/Topfen (mittelfett)
1 Pkg. Frischkäse mit Kräutern
Salz, Pfeffer, Chilipulver
1 EL Kräuter (frisch, fein gehackt)
2 Eier (hart gekocht)
2 Scheiben Leberkäse (½ cm dick)
1 Paprikaschote

Zubereitung:

Baguettes halbieren und aushöhlen. Quark und Frischkäse mit Gewürzen und Kräutern cremig rühren. Die ausgehöhlte Krume (Brotinneres) klein schneiden und dazugeben.
Eier schälen und würfelig schneiden, ebenso den Leberkäse.
Paprikaschote waschen, Kerngehäuse und Strunk entfernen. Paprika in Würfel schneiden. Eier-, Leberkäse- und Paprikawürfel vorsichtig unter die Quarkcreme heben und die Baguettebrötchen damit füllen. Zusammengesetzt im Kühlschrank durchziehen lassen.

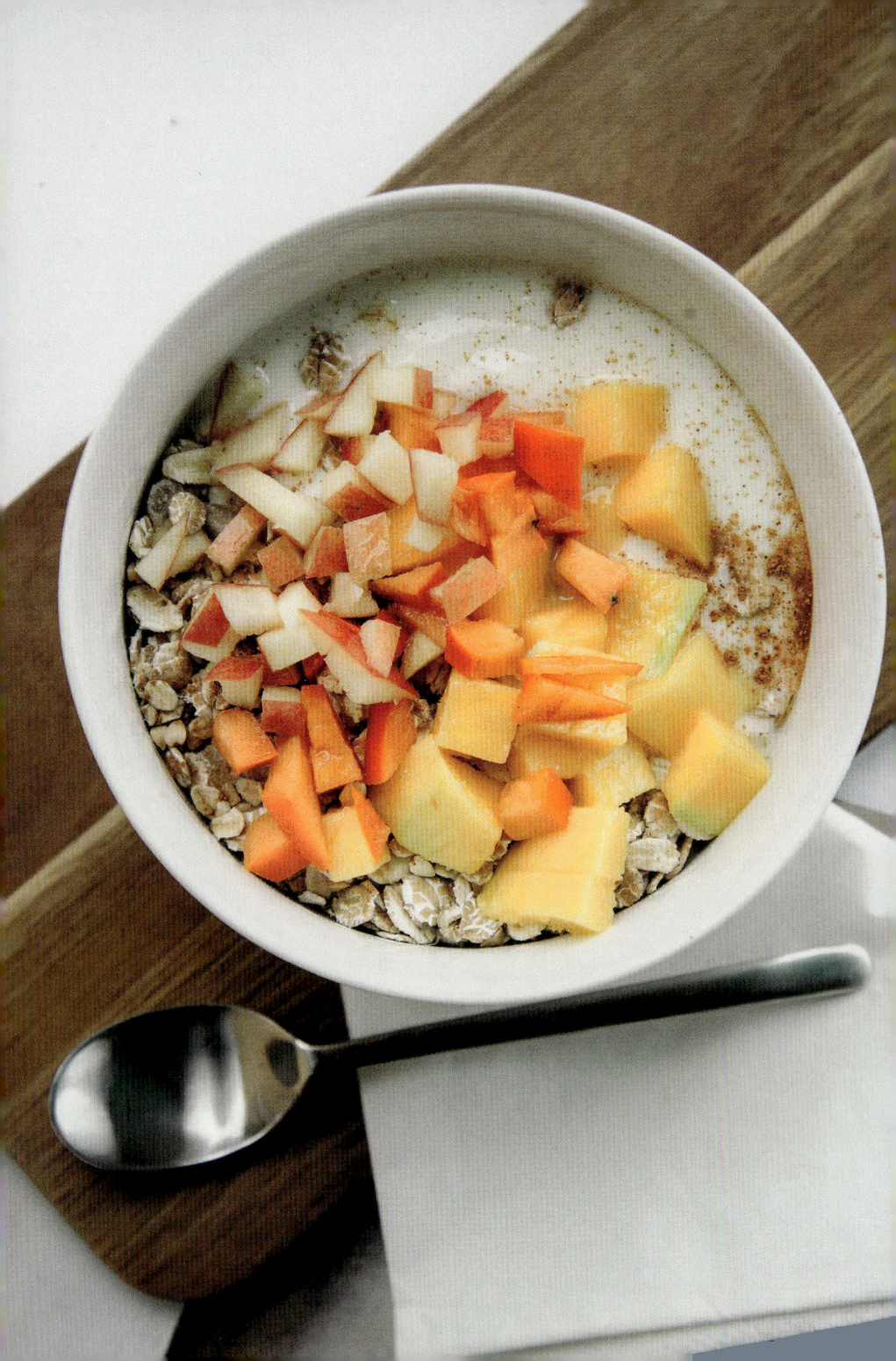

MÜSLI 📷

Zutaten:

100 g Haferflocken

100 g Fünfkornflockenmischung

500 g Magerjoghurt

500 g Obst, z. B. Apfel, Melone, Kaki, Kirschen, Mango

500 g Vanillejoghurt

1 Prise Zimt

Zubereitung:
Haferflocken und Fünfkornflockenmischung mit 500 g Magerjoghurt und einer Prise Zimt gut vermischen und ziehen lassen. Obst evtl. waschen oder schälen und in kleine Stücke schneiden. Vor dem Servieren Vanillejoghurt und Obst dazugeben.

Tipp: Statt Magerjoghurt kann auch Buttermilch verwendet werden.

Tipp: Das Müsli hält ohne Obst ein paar Tage im Kühlschrank.

MÜSLIKÜCHLEIN

Zutaten:

50 g Apfelscheiben (getrocknet)

100 g Butter

100 g Fünfkornflockenmischung

100 g Honig

1 gehäufter EL Kokosflocken

1 Ei

1 EL Vollkornmehl

1 Msp. Backpulver

je 1 Prise Salz und Zimt

Zubereitung:
Getrocknete Apfelscheiben in kleine Stücke schneiden oder im Mixer fein hacken. Butter zerlassen, Flockenmischung, zerkleinerte Apfelscheiben, Honig und Kokosflocken dazugeben. Auskühlen lassen und dann Ei, Vollkornmehl, Backpulver, Salz und Zimt hinzufügen.
Ein Minimuffinblech mit Rapsöl bepinseln und die Masse mit einem Löffel in den Vertiefungen verteilen. Bei 180° C etwa 8 Min. goldbraun backen.

Tipp: Die Küchlein kann man zum Kaffee oder Tee servieren oder zerteilt mit Joghurt übergossen genießen.

HOLZFÄLLERBURGER

Zutaten:

¼ Stange Lauch

2 Hühnerschnitzel

Salz, Paprikapulver edelsüß

1 EL Rapsöl

4 Vollkornbrötchen/-weckerl

4 EL Mayonnaise

4 EL körniger Frischkäse

1 rote Paprikaschote

¼ Salatgurke

4 KL Kräuter (frisch gehackt)

Zubereitung:

Die grünen Blätter vom Lauch abschneiden, waschen und mit heißem Wasser übergießen, abkühlen lassen. Hühnerschnitzel würzen und im heißen Öl beidseitig goldbraun braten. Mit wenig Wasser aufgießen und zugedeckt dünsten. Zuletzt ohne Deckel dünsten, bis die Flüssigkeit verdampft ist. Nach dem Auskühlen schräg in dünne Scheiben schneiden.
Vollkornbrötchen halbieren, die Schnittfläche mit Mayonnaise bestreichen und mit dem blanchierten Lauch belegen. Zuerst das Hühnerfleisch auf die Brötchen verteilen und anschließend mit Frischkäse bedecken.
Paprika waschen, den Strunk und das Kerngehäuse vorsichtig herauslösen. Paprika in Ringe schneiden und auf den Frischkäse legen. Salatgurke waschen, in Scheiben schneiden, ebenfalls auf das Brötchen legen und mit Kräutern bestreuen. Den Brötchendeckel aufsetzen.

VOLLKORNZOPF

Zutaten:

6 g Trockenhefe/-germ

1 Prise Zucker

20 g Butter

350 g Weizenmehl

100 g Dinkelvollkornmehl

50 g Backzucker

5 g Salz

2 Eidotter

gut 200 ml Milch

Ei (verquirlt, zum Bestreichen)

Hagelzucker (zum Bestreuen)

Zubereitung:

Trockenhefe mit etwas Zucker und lauwarmer Milch anrühren und als Vorteig (Dampfl) gehen lassen, bis sich die Masse verdreifacht hat. Butter zerlassen.
Alle trockenen Zutaten gut miteinander verrühren, Eidotter vom Eiweiß trennen und zusammen mit der lauwarmen Milch, der Butter und dem Vorteig zu einem glatten Hefeteig kneten. Gehen lassen, bis sich die Masse verdoppelt hat. Noch einmal den Teig gut durchkneten und wieder gehen lassen.
Die Masse in drei gleich große Stücke teilen und auf einem bemehlten Brett lange Rollen formen, die in der Mitte etwas dicker sind. Zu einem Zopf flechten. Auf dem Backblech noch einmal gehen lassen. Dann mit Ei bestreichen und mit Hagelzucker bestreuen. Bei 160° C ca. 35 Min. backen.

GEFÜLLTE HONIGMELONE

Zutaten:

1 Honigmelone

⅛ l Schlagsahne/-obers

200 g Doppelrahm-Frischkäse

je 1 Prise Zucker, Salz und Chilipulver

1 Handvoll Vollkornflakes

Zubereitung:

Honigmelone halbieren und mit einem Pariser Messer das Fruchtfleisch in Kugeln ausstechen. Sahne steif schlagen. Frischkäse mit Zucker, Salz und Chili cremig rühren und die Sahne unterheben. Die Melonenkugeln vorsichtig dazugeben und die Masse in die ausgehöhlte Melone füllen. Mit Vollkornflakes bestreut servieren.

QUARK-JOGHURT-DINKEL-VOLLKORNBROT

Zutaten:

500 ml Buttermilch

250 g Magerquark/-topfen

3 Pkg. Trockenhefe/-germ

1 Prise Zucker

250 g Dinkelvollkornmehl

500 g Brotmehl

500 g Roggenmehl

250 g Weizenmehl

3 KL Salz

3 EL Brotgewürz

evtl. lauwarmes Wasser

Kaffee (zum Bestreichen)

Zubereitung:

Buttermilch und Magerquark ins warme Wasserbad stellen. Trockenhefe mit einer Prise Zucker und lauwarmem Wasser zu einem Vorteig (Dampfl) verrühren und an einem warmen Ort gehen lassen, bis sich die Masse verdoppelt hat.
Alle trockenen Zutaten miteinander vermischen. In der Mitte eine Vertiefung machen und die warme Buttermilch hineinleeren. Kurz rühren, den Vorteig dazugeben, wieder kurz rühren und den warmen Quark zugeben. Den Teig so lange kneten, bis er glatt ist, evtl. etwas lauwarmes Wasser hinzufügen. 30 Min. zugedeckt gehen lassen. Zwei Laibe formen und auf ein Blech legen. Zugedeckt noch einmal 30 Min. gehen lassen. Die Laibe einkerben, mit Kaffee bestreichen und 35–45 Min. im vorgeheizten Backofen bei 180° C backen.

Tipp: Das Brot ist fertig, wenn ein Klopfen auf der Unterseite „hohl" klingt.

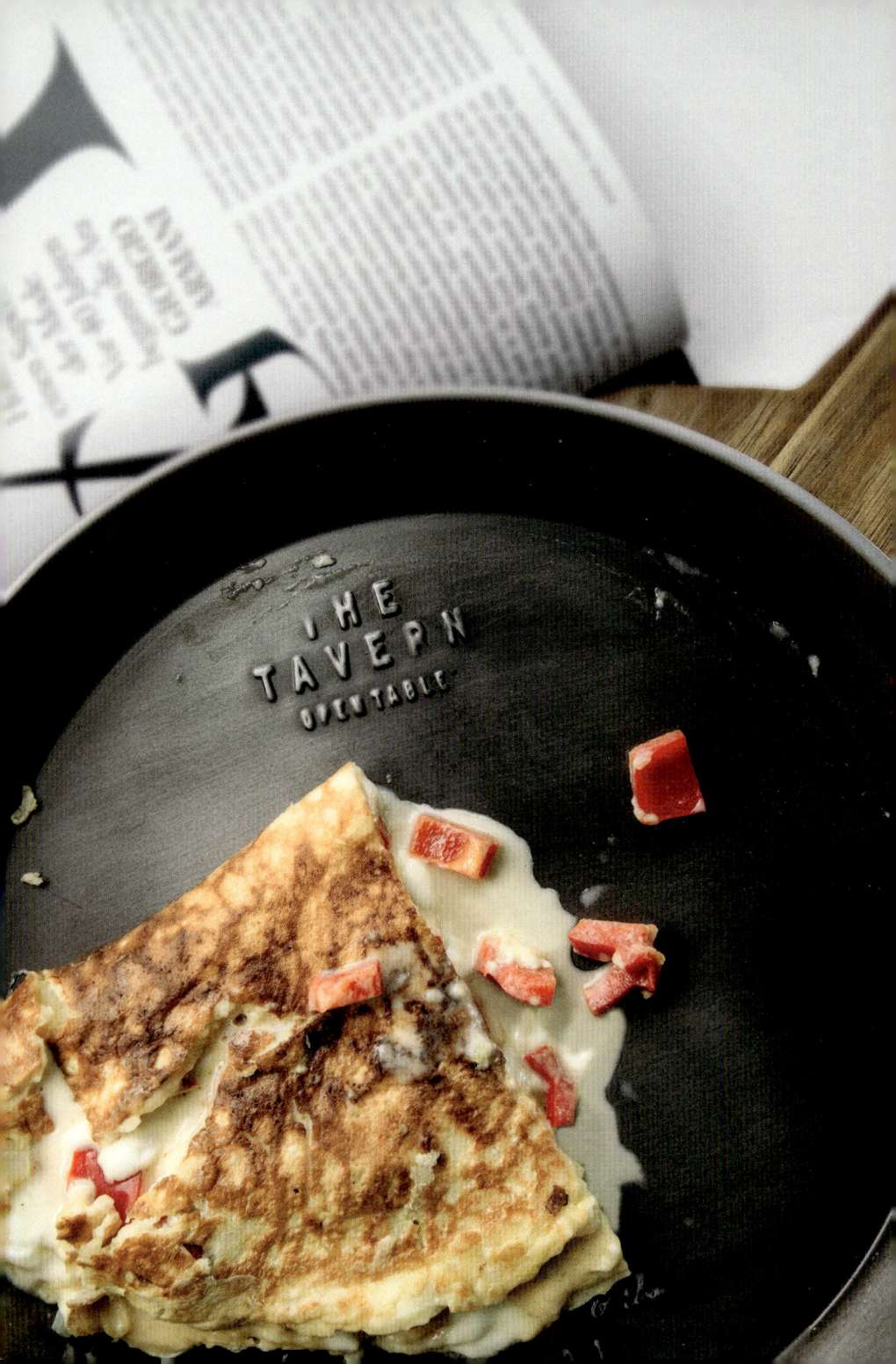

ITALIENISCHES BAUERNOMELETT

Zutaten:

1 rote Paprikaschote

1 kl. weiße Zwiebel

Rapsöl

4 Eier

4 EL Dinkelvollkornmehl

2 EL Weizenmehl

200 ml Milch

Basilikum, Thymian

Salz, Pfeffer, Chilipulver

1 Stk. Mozzarella

Petersilie

Zubereitung:
Paprika waschen, Strunk und Kerngehäuse entfernen. Paprika würfelig schneiden. Zwiebel fein hacken und im Öl glasig anschwitzen. Eier, Mehl und Milch in einer Schüssel verrühren, würzen und die Zwiebel damit aufgießen. Paprikawürfel und den in Würfel geschnittenen Mozzarella darauf verteilen. Hitze reduzieren und Masse anbraten, bis die Oberfläche fest ist. Omelett wenden, kurz anbraten und zusammengeklappt mit gehackter Petersilie bestreut servieren.

TATAR AUS KÖRNIGEM FRISCHKÄSE

Zutaten:

1 Becher Schlagsahne/-obers

1 Prise Salz

1 Becher körniger Frischkäse

1 rote Paprikaschote

1 weiße Zwiebel

1 Apfel

Saft einer ½ Zitrone

8 Radieschen

1 Bund Küchenkräuter
(fein gehackt)

je 4 Msp. Paprikapulver
edelsüß und Kümmel

4 Sauerkirschen/Weichseln

Zubereitung:
Schlagsahne mit einer Prise Salz steif schlagen und unter den Frischkäse heben. Auf Tellern (am besten Fonduetellern) je eine Halbkugel daraus formen. Paprikaschote waschen, Kerngehäuse herausschneiden und Paprika klein würfeln. Zwiebel schälen und klein würfeln. Apfel grob reiben und sofort mit Zitronensaft vermischen. Radieschen waschen und fein hobeln.
Paprika, Zwiebel, Apfel und Radieschen rund um den Frischkäsehügel verteilen, ebenso die fein gehackten Kräuter, das Paprikapulver und den Kümmel. Sauerkirschen auf den Frischkäsehügel setzen und gut gekühlt servieren.

SALATE

BROKKOLISALAT

Zutaten:

1 kg Brokkoli

30 g Mandelblättchen

Zitronenmelisse

150 g Vollmilchjoghurt

100 g saure Sahne/Sauerrahm

½ TL Weizenkeimöl

½ TL Honig

Salz, Pfeffer

Zubereitung:
Brokkoli putzen, waschen und in Röschen teilen. Röschen in Salzwasser 2-3 Min. blanchieren, herausnehmen, abschrecken und abkühlen lassen. Mandelblättchen in einer Pfanne ohne Fett goldbraun rösten. Zitronenmelisse waschen, trocken tupfen und die Blättchen abzupfen. Das Joghurt mit der sauren Sahne verrühren und Weizenkeimöl sowie Honig unterrühren, mit Salz und Pfeffer würzen.
Die Brokkoliröschen auf Tellern anrichten und die Sauce darübergießen. Den Salat mit gerösteten Mandeln bestreut und Zitronenmelisse garniert servieren.

BUNTE BLATTSALATE IN TRÜFFELÖLMARINADE MIT BROTCROÛTONS

Zutaten:

80 g Feldsalat

1 Kopf Radicchio

1 kl. Kopfsalat

1 gr. Karotte

4 Radieschen

Petersilie

Marinade:

1 EL Trüffelöl

2 EL Apfelessig

evtl. Wasser

Salz, Pfeffer

Schnittlauch

Croûtons:

2 Scheiben Schwarzbrot

1 EL Rapsöl

1 EL Kräuter (getrocknet)

Zubereitung:
Salate waschen, putzen und trocken schleudern. In mundgerechte Stücke zerkleinern. Die Blätter in eine große Schüssel geben und mischen. Karotte waschen, schälen und grob reiben. Radieschen ebenfalls waschen und grob reiben. Beides über die Salatblätter streuen. Für die Marinade alle Zutaten vermischen. Salat in der Schüssel marinieren und auf Tellern anrichten.
Für die Croûtons die Schwarzbrotscheiben in Würfel schneiden. Öl in einer Pfanne erhitzen und das Schwarzbrot darin rösten. Mit den Kräutern bestreuen und mehrmals wenden.
Den Salat mit den Croûtons und Petersilie bestreut servieren.

GEMÜSESALAT MIT BÄRLAUCHSAUCE

Zutaten:

½ Blumenkohl/Karfiol

1 Stange Lauch

2 Stangensellerie

½ rote Paprikaschote

3 Karotten

1 Fenchelknolle

1 Bund Radieschen

1 Bund Bärlauch

Saft von 1 Zitrone

Salz

1 EL Olivenöl

1 Becher Joghurt

1 Becher saure Sahne/
Sauerrahm

Zubereitung:
Blumenkohl in kleine Röschen teilen, waschen, bissfest garen, kalt abschrecken und abtropfen lassen. Lauch, Selleriestangen, Paprikaschote, Karotten, Fenchelknolle und Radieschen waschen. Vom Lauch das Wurzelende abschneiden, von der Paprikaschote das Kerngehäuse entfernen und die Karotten schälen. Sämtliches Gemüse klein schneiden.
In einem Topf bodenbedeckt Wasser zum Kochen bringen und salzen. Lauch hineingeben, die Wärmezufuhr abschalten, Sellerie und Karottenscheiben dazugeben und zugedeckt ziehen lassen. Abkühlen lassen.
Bärlauch grob schneiden und mit Zitronensaft, Olivenöl und Salz vermixen. Joghurt zugeben, kurz mixen und mit der sauren Sahne verrühren. Gemüse auf Tellern anrichten, die Sauce darüber verteilen und servieren.

GEDÜNSTETE SALATE MIT KNOBLAUCHBROT

Zutaten:

1 kl. Blumenkohl/Karfiol

1 Brokkoli

100 g Champignons

4 Karotten

4 kl. Kartoffeln

1 Zwiebel

4 EL Apfelessig

8 EL Rapsöl

1 EL Löwenzahnhonig

Petersilie (fein gehackt)

1 EL Senf

Salz, Pfeffer

4 längliche Vollkornbrötchen

40 g Butter

2 Knoblauchzehen

Zubereitung:
Blumenkohl und Brokkoli waschen, in Röschen zerteilen und im gesalzenen Wasser bissfest kochen. Champignons waschen, blättrig schneiden, in wenig Öl kurz anbraten und abkühlen lassen. Karotten waschen, schälen und in dünne Scheiben schneiden. Bodenbedeckt Wasser in einem Topf zum Kochen bringen und salzen. Karotten hineingeben, Wärmezufuhr abschalten, zudecken und bissfest dünsten. Kartoffeln waschen, in der Schale kochen, bis sie weich sind, schälen und in Scheiben schneiden. Zwiebel fein hacken und mit Essig, Öl, Honig, gehackter Petersilie und Gewürzen vermischen. Das Gemüse auf einem Teller anrichten, die Marinade darüber verteilen und ziehen lassen.
Vollkornbrötchen mehrmals schräg einschneiden. Butter flaumig rühren, Salz, fein gehackten Knoblauch und Petersilie dazurühren. In den Einschnitten verteilen und im vorgeheizten Backofen bei 180° C kurz rösten.

PUTE IM GEMÜSEBEET

Zutaten:

4 Putenschnitzel

Salz, Pfeffer, Paprikapulver

2 EL Rapsöl

1 Kopf Radicchio

1 kl. Kopfsalat

200 g Knollensellerie

200 g Äpfel

4 EL Mayonnaise

4 EL Joghurt

4 EL Apfelessig

4 EL Olivenöl

4 Scheiben Schwarzbrot

Zubereitung:
Putenschnitzel waschen, säubern und würzen. Im heißen Öl beidseitig goldbraun braten.
Salate waschen, abtropfen lassen und vier Schüsseln damit auskleiden. Knollensellerie waschen, schälen und fein reiben. Äpfel ebenfalls waschen, fein reiben und mit den Sellerieraspeln vermischen.
Aus Mayonnaise, Joghurt, Essig, Öl, Salz und Pfeffer eine Marinade bereiten und das geraspelte Gemüse sofort damit marinieren. Auf den Salatblättern verteilen.
Putenschnitzel schräg in dünne Scheiben schneiden und auf das marinierte Gemüse legen. Mit getoasteten Schwarzbrotscheiben servieren.

WEISSKOHLSALAT MIT GEFÜLLTEN EIERN

Zutaten:

1 kl. Kopf Weißkohl/Kraut

1 Zwiebel

1 EL Olivenöl

Salz, Kümmel

1 gr. Karotte

4 Eier (hart gekocht)

4 EL Kräuterquark/-topfen

1 EL Mayonnaise

Salz, weißer Pfeffer

Apfelessig

1 Paprikaschote

Zubereitung:
Weißkohl waschen und ganz fein hobeln. Fein gehackte Zwiebel im Olivenöl glasig anbraten und den Kohl zugeben. Würzen, bodenbedeckt Wasser aufgießen, die gewaschene Karotte darauflegen und zugedeckt ohne weitere Hitzezufuhr dünsten lassen, bis Kohl und Karotte weich sind. In einem Sieb abtropfen lassen.
Eier schälen und halbieren. Dotter vorsichtig herauslösen und mit Quark, Gewürzen und Mayonnaise verrühren. Masse in einen Spritzsack geben und die Eiweißhälften damit füllen. Den Rest der Masse mit Apfelessig verrühren und den Weißkohl damit marinieren. Paprikaschote waschen, das Kerngehäuse entfernen und Paprika in Würfel schneiden. Karotte ebenfalls klein schneiden. Auf dem Weißkohlsalat verteilen und die gefüllten Eier daraufsetzen.

REISSALAT

Zutaten:

200 ml Gemüsebrühe

100 g Langkornreis

2 Karotten

½ Sellerieknolle

1 grüne Paprikaschote

Zitronensaft

½ Becher Joghurt

½ Becher saure Sahne/
Sauerrahm

1 EL Kräuter
(frisch, fein gehackt)

1 Paar frische Wiener/
Frankfurter Würstchen

Zubereitung:
Gemüsebrühe salzen und zum Kochen bringen. Den gewaschenen Reis darin weich dünsten und abkühlen lassen.
Gemüse waschen, evtl. schälen und in Würfel schneiden. In einem Topf bodenbedeckt Wasser zum Kochen bringen, die Karotten- und Selleriewürfel darin bissfest dünsten. Das Gemüse abgießen, die Flüssigkeit auskühlen lassen und mit Zitronensaft, Joghurt, saurer Sahne und frischen Kräutern zu einer Marinade vermischen.
Würstchen im siedenden Wasser garen, abkühlen lassen und in dünne Scheiben schneiden. Gemüse mit Reis vermischen, marinieren und die Wurstscheiben vorsichtig unterheben.

NUDELSALAT SÜSSSAUER

Zutaten:

200 g Vollkornnudeln

200 g Leberkäse

200 g Butterkäse

200 g Sauerkirschen/Weichseln

2 Stangensellerie

1 gr. Apfel

Zitronensaft

1 Knoblauchzehe

4 EL Apfelessig

8 EL Olivenöl

Salz, Pfeffer

1 EL Löwenzahnhonig

Zubereitung:
Vollkornnudeln kochen, abseihen und kalt abschrecken. Leberkäse und Butterkäse in kleine Würfel schneiden. Sauerkirschen entkernen. Stangensellerie und Apfel waschen und in kleine Stücke schneiden, sofort mit Zitronensaft beträufeln, damit sie nicht braun werden. Alle Zutaten in eine Schüssel geben.
Knoblauch schälen und ganz fein hacken. Aus Essig, Salz, Pfeffer, Honig, Öl und Knoblauch eine Marinade bereiten und den Salat damit übergießen. Im Kühlschrank mindestens 60 Min. ziehen lassen.

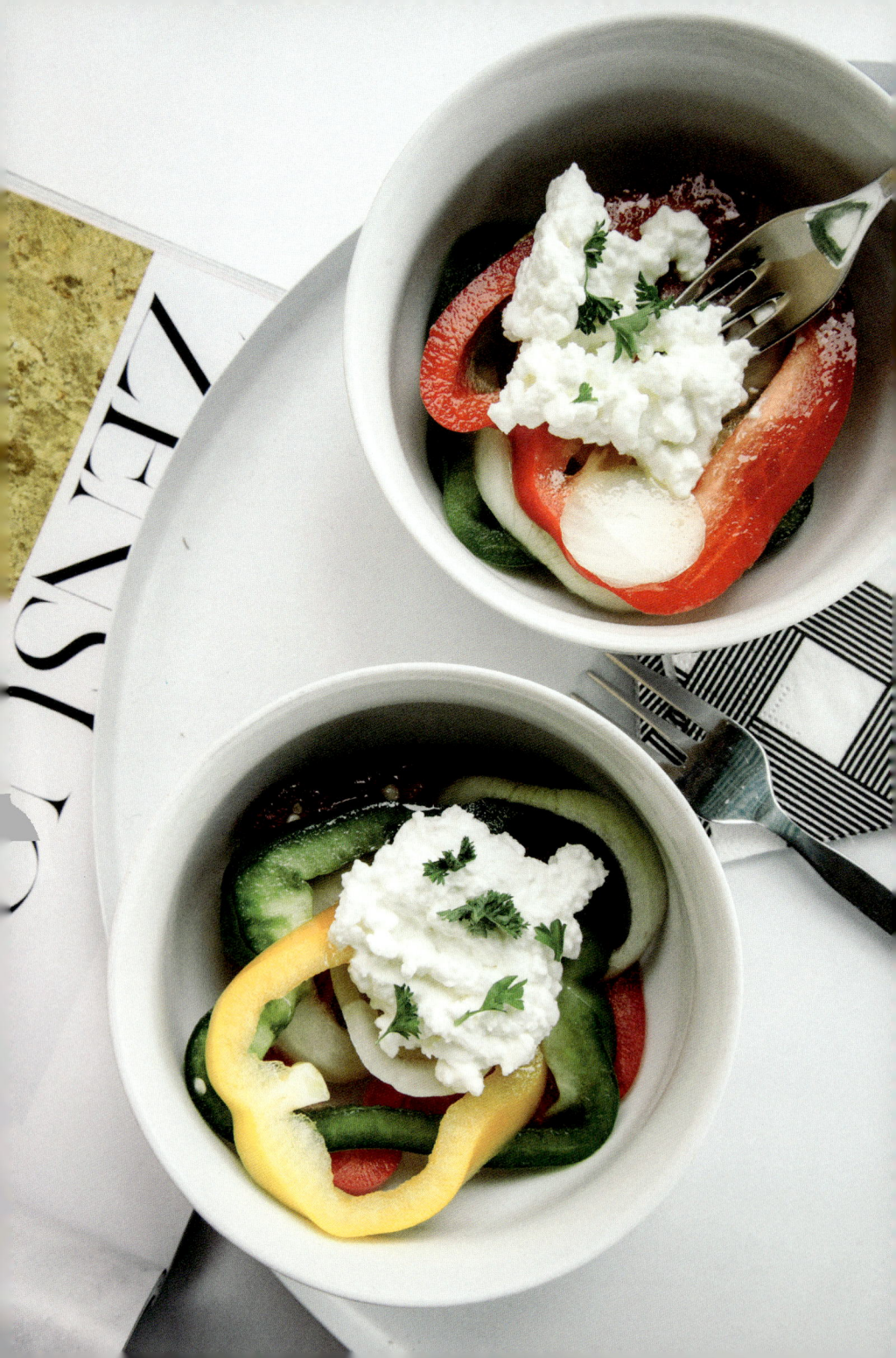

PAPRIKASALAT

Zutaten:

je 1 rote, gelbe und grüne Paprikaschote

1 weiße Zwiebel

1 Knoblauchzehe

4 EL Apfelessig

8 EL Olivenöl

1 KL Honig

4 EL saure Sahne/Sauerrahm

1 EL Petersilie (gehackt)

Salz, weißer Pfeffer

4 EL körniger Frischkäse

Zubereitung:

Paprikaschoten waschen, Kerngehäuse entfernen und die Schoten in dünne Ringe schneiden. Zwiebel schälen und ebenfalls in dünne Ringe schneiden. Paprika- und Zwiebelringe auf 4 Schüsseln verteilen. Knoblauch schälen, ganz fein hacken und mit den übrigen Zutaten zu einer Marinade verrühren. Würzen und über die Ringe verteilen. Mit Frischkäse garniert servieren.

GEDÜNSTETER GURKENSALAT MIT FENCHEL

Zutaten:

1 Fenchelknolle

1 Bio-Salatgurke

4 EL Apfelessig

4 EL saure Sahne/Sauerrahm

Salz, weißer Pfeffer

Dill (frisch)

Zubereitung:

Fenchel waschen und klein schneiden. In einem Topf bodenbedeckt Wasser zum Kochen bringen, Fenchel dazugeben, Hitzezufuhr abschalten und zugedeckt garen. Salatgurke mit der Schale in Stücke schneiden. Kurz mit dem Fenchel mitdünsten und zugedeckt abkühlen lassen.
Aus Essig, saurer Sahne, Salz, Pfeffer und Dill eine Marinade bereiten und über das Gemüse verteilen. Vorsichtig vermischen.

VORSPEISEN UND KALTE SPEISEN

KARTOFFELKÄSE

Zutaten:

250 g Kartoffeln (mehlig)

250 g Magerquark/-topfen

100 g saure Sahne/Sauerrahm

1 kl. Zwiebel

1 Knoblauchzehe

1 Bund Schnittlauch

Salz, Pfeffer, Senf

Zubereitung:
Kartoffeln in der Schale dämpfen, auskühlen lassen, schälen und durch die Kartoffelpresse drücken. Magerquark mit saurer Sahne glatt rühren und mit fein geschnittenem Zwiebel und Knoblauch sowie Schnittlauch und Gewürzen abschmecken.

PIKANTE PFANNKUCHEN

Zutaten:

Teig:

2 Eier

100 g Mehl

50 g Dinkelvollkornmehl

250 ml Milch

1 Prise Salz

Öl (für die Pfanne)

Fülle 1:

500 g Karotten

50 g Magerquark/-topfen

Apfelessig

Weizenkeimöl

Salz, Pfeffer

Meerrettich/Kren
(frisch gerieben)

Fülle 2:

1 Pkg. kerniger Frischkäse

Salz, Pfeffer

Kräuter (frisch, fein gehackt)

Zubereitung:
Eier in einer Schüssel verquirlen und mit Mehl, Milch und Salz glatt rühren. Öl bodenbedeckt in einer Pfanne erhitzen. Teig darin verteilen und die Pfanne dabei schwenken. Goldbraun backen, wenden und fertig backen. Mit dem übrigen Teig ebenso verfahren.
Fülle 1: Karotten waschen, dünn schälen und fein reiben. Aus Quark, Essig und Öl eine Creme bereiten, mit Salz, Pfeffer und frischem Meerrettich abschmecken und die Karotten darunterheben.
Fülle 2: Frischkäse mit Salz und Pfeffer würzen und mit fein gehackten Kräutern abschmecken.
Die Pfannkuchen mit den Füllen bestreichen, einrollen und schräg in 2 cm dicke Stücke schneiden. Auf Tellern mit abwechselnder Fülle treppenartig anrichten.

ARTISCHOCKEN MIT KRESSEDIP

Zutaten:

4 Artischocken

Saft von 1 Zitrone

3 Knoblauchzehen

250 g saure Sahne/Sauerrahm

125 g Joghurt

Salz, weißer Pfeffer

1 Becher Kresse

Zubereitung:
Die äußeren Blätter der Artischocken abschneiden. Einen großen Topf mit Wasser aufstellen, Zitronensaft zugeben und die Artischocken darin etwa 45 Min. garen.
Knoblauch schälen und fein hacken. Für den Dip saure Sahne mit Joghurt und den Gewürzen verrühren. Kresse abschneiden, fein hacken und mit dem Knoblauch unterrühren.
Die abgeseihten Artischocken sofort servieren.

Tipp: Artischocken sind gar, wenn sich die Blätter leicht herauszupfen lassen.

SCHWARZWURZELTÖRTCHEN

Zutaten:

Teig:

100 g Weizenmehl

80 g Weizenvollkornmehl

80 g Butter

1 Eidotter

1 Prise Salz

$1/16$ l Wasser (lauwarm)

Belag:

200 g Schwarzwurzeln (tiefgekühlt)

4 EL Crème fraîche

1 EL Kresse

Butter (zum Bestreichen)

Semmelbrösel

Zubereitung:
Mehle auf eine Arbeitsfläche sieben, die weiche Butter in kleinen Portionen dazugeben und mit Dotter, Salz und Wasser einen Teig kneten. Kleine Tortenförmchen mit Butter bestreichen und mit Semmelbröseln bestreuen. Teig dünn auswalken und die Tortenförmchen damit auslegen. Mehrmals einstechen und bei 200° C goldbraun backen.
Wenig Wasser in einem Topf aufkochen, salzen und Schwarzwurzeln darin bissfest dünsten, abseihen und auskühlen lassen. Schwarzwurzeln in die Mürbteigtörtchen legen, Crème fraîche darauf verteilen und mit Kresse bestreut servieren.

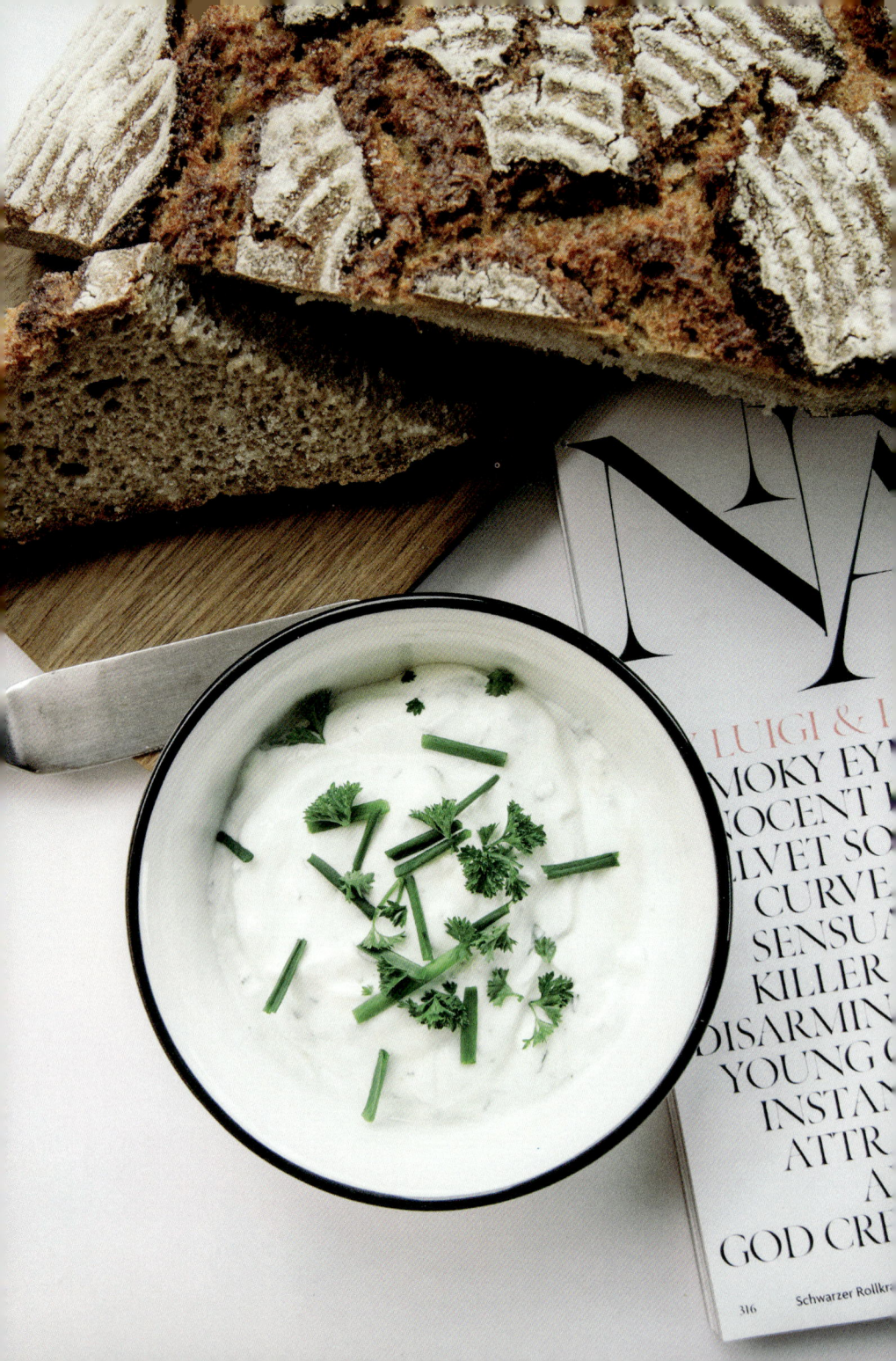

LUIGI & I

MOKY EY
NOCENT I
LVET SO
CURVE
SENSUA
KILLER
DISARMIN
YOUNG G
INSTAN
ATTR
A
GOD CRE

KRÄUTERAUFSTRICH

Zutaten:

150 g Magerquark/-topfen

2 EL Buttermilch

1 EL Kräuter

2 EL saure Sahne/Sauerrahm

½ Zwiebel (fein gehackt)

Salz, weißer Pfeffer

Zubereitung:
Magerquark mit Buttermilch cremig rühren und mit den übrigen Zutaten gut vermischen.

Tipp: Dieser Aufstrich passt gut zu dunklem Brot oder mundgerecht geschnittenem Gemüse.

GEFÜLLTE PAPRIKA MIT FRISCHKÄSE

Zutaten:

2 rote und 1 gelbe Paprika-schote

250 g Mascarpone (fettreduziert)

200 g Frischkäse mit Kräutern

Kräuter (frisch, fein gehackt)

Salz, weißer Pfeffer, Chilipulver

Zubereitung:
Paprikaschoten waschen, Deckel abschneiden und Kerngehäuse vorsichtig herauslösen. Eine rote Paprikaschote in Würfel schneiden.
Mascarpone mit Frischkäse und Kräutern glatt rühren und würzen. Die Paprikawürfel vorsichtig unterheben und die Paprikaschoten füllen. Die Masse fest andrücken und kalt stellen.
Kurz vor dem Servieren mit einem scharfen Messer in feine Scheiben schneiden. Die Paprikascheiben in abwechselnder Farbe auf einem Teller anrichten und mit getoastetem Vollkornbrot servieren.

GEFÜLLTE LEBERKÄSEROLLEN

Zutaten:

2 gr. Karotten

4 Stangen weißer Spargel

½ rote Paprikaschote

4 Frühlingszwiebeln

4 Leberkäsescheiben (dick geschnitten)

½ Pkg. Frischkäse mit Meerrettich

Zubereitung:
Karotten waschen, schälen und in Streifen schneiden. Spargel evtl. schälen. Wenig Wasser in einem Topf mit großem Boden aufkochen, salzen und Karottenstreifen und Spargel hineinlegen. Hitzezufuhr abschalten und zugedeckt kurz ziehen lassen. In Eiswasser legen zum Abkühlen. Paprikaschote waschen und in Streifen schneiden. Frühlingszwiebeln waschen und in feine Ringe schneiden.
Leberkäsescheiben mit Frischkäse bestreichen, mit Gemüse belegen und einrollen. Mit Holzspießen befestigen und mit Frühlingszwiebelringen bestreut servieren.

SCHICHTBROTE

Zutaten:

500 g Mascarpone

250 g saure Sahne/Sauerrahm

1 Zwiebel

Salz, weißer Pfeffer

Kräuter (frisch, fein gehackt)

Kurkuma, Senf

Paprikapulver edelsüß, Chilipulver

20 Vollkornbrotscheiben (ohne Rinde)

Zubereitung:

Mascarpone mit saurer Sahne verrühren, mit fein gehackter Zwiebel, Salz und Pfeffer würzen und in vier Schüsseln verteilen. Die Creme in der ersten Schüssel mit frischen Kräutern verrühren, die zweite mit Kurkuma und Senf abschmecken und die dritte mit Paprika- und Chilipulver verfeinern. Die vierte Creme weiß lassen.

Eine Brotscheibe mit weißer Creme bestreichen, mit einer zweiten Brotscheibe bedecken, dann die rote Creme auf das Brot streichen und wieder mit einer Scheibe bedecken. Die gelbe Creme auf das Brot streichen, die vorletzte Vollkornbrotscheibe darauflegen und mit der grünen Creme bestreichen. Mit einer Brotscheibe abschließen. Alle Brote auf diese Weise füllen, mit Folie abdecken und beschwert im Kühlschrank rasten lassen. Vor dem Servieren in große Stücke teilen.

SCHICHTSALAT

Zutaten:

500 g Knollensellerie

Salz, weißer Pfeffer

Essig

2 Äpfel

Saft von 1 Zitrone

1 Pkg. Maiskörner (tiefgekühlt)

250 g Extrawurst

1 Stange Lauch

5 Eier (hart gekocht)

1 Glas Mayonnaise

1 Becher Joghurt

250 g Butterkäse

Petersilie (fein gehackt)

Zubereitung:

Knollensellerie waschen, schälen und fein reiben. Mit Salz, Pfeffer und Essig verrühren und den Boden einer durchsichtigen Schüssel damit auskleiden. Äpfel waschen, schälen und grob darüberreiben. Mit Zitronensaft beträufeln. Maiskörner garen, abkühlen lassen und über die Äpfel geben. Extrawurst in Würfel schneiden und über den Maiskörnern verteilen. Lauch waschen und in feine Ringe schneiden. Die Hälfte davon bildet die nächste Schicht. Eier in dünne Scheiben schneiden und vorsichtig auf den Lauch legen. Mayonnaise mit Joghurt verrühren, die Eier damit bedecken und die zweite Lauchhälfte darüberlegen. Butterkäse grob über den Lauch reiben. Petersilie darüberstreuen. Gut verschlossen mind. 60 Min. im Kühlschrank rasten lassen.

ROASTBEEF-CLUB-SANDWICH

Zutaten:

4 Scheiben weißes Toastbrot

4 Scheiben Vollkorntoastbrot

8 EL Mayonnaise

4 Radieschen

¼ Salatgurke

8 Blatt Kopfsalat

8 Scheiben Roastbeef

4 Scheiben Mozzarella

Kräuter

Olivenöl

Zubereitung:
Toastbrote hell toasten und dünn mit Mayonnaise bestreichen. Radieschen und Salatgurke waschen, in Scheiben schneiden und mit dem Kopfsalat auf den Vollkorntoastbroten verteilen. Weißbrottoastscheiben und Roastbeef darüberlegen und mit einer Scheibe Mozzarella bedecken. Kräuter mit Olivenöl verrühren und den Mozzarella damit bestreichen. Bei Grillfunktion im Backofen kurz überbacken, bis der Käse zerrinnt.

HERBSTLICHE BOOTE

Zutaten:

8 gr. Chicoréeblätter

200 g Rotkohl/-kraut

Salz, Pfeffer, Kümmel

2 EL Sahne

1 Msp. Meerrettich/Kren

8 Scheiben Schweinebraten
(dünn geschnitten)

Zubereitung:
Chicoréeblätter waschen und abtropfen lassen. Rotkohl waschen, hauchdünn schneiden und in wenig Wasser mit Salz, Pfeffer und Kümmel weich dünsten. Abtropfen lassen und die Chicoréeblätter damit füllen.
Sahne steif schlagen und Meerrettich vorsichtig unterheben. Die Masse in einen Spritzbeutel füllen. Schweinebratenscheiben zu Rollen formen, mit einem Tupfen Sahnemeerrettich füllen und auf den Rotkohl setzen.

SUPPEN

FASTENSUPPE

Zutaten:

20 g Margarine

15 g Vollkornmehl

40 g Zwiebeln

600 ml Gemüsebrühe

180 g Kartoffeln

80 g Karotten

80 g Sellerie

80 g Lauch

Salz, Pfeffer

Majoran, Petersilie

Zubereitung:
Eine Mehlschwitze (Einmach) mit Zwiebeln bereiten. Mit der Gemüsebrühe aufgießen, die würfelig geschnittenen Kartoffeln, das fein geriebene Wurzelgemüse und den fein nudelig geschnittenen Lauch zugeben. Mit den Gewürzen abschmecken und weich kochen.
Mit Petersilie bestreuen und mit schwarzem Brot servieren.

Tipp: Die Suppe kann auch mit gebratenen Champignons verfeinert werden.

KLARE GEMÜSESUPPE MIT SCHWARZBROTCROÛTONS

Zutaten:

Gemüsebrühe:

2 l Wasser

1 gr. Zwiebel

200 g Karotten

5 Petersilienstängel

100 g Knollensellerie

200 g Lauch

100 g Fenchelknolle

1 Lorbeerblatt, 5 Pfefferkörner, Salz

Einlage:

je 40 g Karotten, Lauch, Knollensellerie und Brokkoliröschen

Brotcroûtons:

2 Scheiben Schwarzbrot

10 g Butter

Zubereitung:
Zwiebel schälen und vierteln. Karotten putzen und der Länge nach halbieren. Petersilienblätter abzupfen und beiseite legen, nur die Stiele werden verwendet. Sellerieknolle schälen und grob zerteilen. Lauch und Fenchel halbieren, waschen und in Stücke schneiden. Alle Zutaten in den Topf geben, das Wasser zugießen, würzen und zum Kochen bringen. 30 Min. sieden lassen, abschmecken und abseihen. Für die Einlage die Karotten schälen, halbieren und in Streifen schneiden. Lauch waschen und in feine Ringe teilen. Sellerie schälen und würfeln. Das Gemüse in der Suppe bissfest garen und die Brokkoliröschen kurz vor Kochende zugeben.
Brote würfeln, in Butter goldbraun rösten und kurz vor dem Servieren zur Suppe geben.

HIRSESUPPE MIT GEMÜSE

Zutaten:

100 g Hirse

1 Zwiebel

1 Knoblauchzehe

1 EL Butter

1 EL Sonnenblumenöl

1 l Gemüsebrühe

100 g Lauch

250 g Weißkohl/Kraut

½ Bund Petersilie

1 Handvoll Kerbel (frisch)

Kräutersalz, weißer Pfeffer (frisch gemahlen), Kümmel (frisch gemahlen)

Zubereitung:

Hirse auf einem Tablett oder einem großen, flachen Teller verlesen: alle schwarzen Körner und sonstigen Unreinheiten herauspicken. Hirse dann in ein Sieb schütten, unter fließendem lauwarmem Wasser waschen und sehr gut abtropfen lassen.

Zwiebel und Knoblauchzehe schälen und fein hacken. Butter und Öl in einem Topf erhitzen. Zwiebel und Knoblauch unter ständigem Rühren darin glasig braten. Die Hirse dazugeben und anbraten, bis die Körner gleichmäßig mit Fett überzogen sind. Gemüsebrühe dazugießen und zum Kochen bringen. Die Temperatur dann sofort zurückdrehen und die Hirse bei schwacher Hitze zugedeckt etwa 15 Min. leise köcheln lassen.

Inzwischen vom Lauch den Wurzelansatz und die welken äußeren Blätter abschneiden. Den Lauch gründlich waschen und in etwa 1 cm breite Stücke schneiden. Dabei die Hälfte des Grüns mitverwenden. Den Weißkohl gegebenenfalls vom Strunk befreien. Die dicken Blattrippen herausschneiden, die Blätter waschen und in Streifen teilen. Lauch und Weißkohl zur Hirse geben und etwa 5 Min. bissfest garen.

Petersilie und Kerbel kalt abspülen und trocken schwenken. Die Petersilienblättchen von den Stielen zupfen und sehr fein hacken. Den Kerbel mit den Stielen zerkleinern. Die Suppe mit Kräutersalz, Pfeffer und einer kräftigen Prise Kümmel abschmecken und mit Petersilie und Kerbel bestreut servieren.

PAPRIKASUPPE MIT BRÖSELKNÖDELN

Zutaten:

1 Zwiebel

1 EL Margarine

5 gelbe Paprikaschoten

3 kl. Kartoffeln

1 ½ l Gemüsebrühe

Salz, Zucker, weißer Pfeffer

Kurkuma, Liebstöckel, Thymian

Petersilie

Bröselknödel:

1 Semmel

20 g Butter

1 Ei

Salz, Pfeffer

Semmelbrösel

Zubereitung:
Zwiebel fein hacken und in der Margarine glasig dünsten. Paprika waschen, entkernen und in kleine Stücke schneiden. Zur Zwiebel hinzufügen. Die gewaschenen, geschälten und würfelig geschnittenen Kartoffeln zugeben. Mit Gemüsebrühe aufgießen und mit den Gewürzen abschmecken. Wenn Paprika und Kartoffeln weich sind, mit dem Mixstab pürieren.
Für die Bröselknödel die Semmel einweichen. Butter flaumig rühren und die ausgedrückte Semmel unterrühren. Ei hinzufügen, würzen und so viele Semmelbrösel dazugeben, dass eine formbare Masse entsteht. Kleine Knödel formen und im wallenden Salzwasser ziehen lassen, bis sie an der Oberfläche schwimmen.
Die Paprikasuppe mit den Bröselknödeln und mit gehackter Petersilie bestreut servieren.

SELLERIE-APFEL-SUPPE

Zutaten:

500 g Sellerie

1 gr. Kartoffel

1 gr. Apfel

½ l Gemüsebrühe

Salz, Pfeffer

1 kl. Zwiebel

1 Knoblauchzehe

1 EL Öl

½ Becher saure Sahne/ Sauerrahm

Petersilie

Zubereitung:
Sellerie, Kartoffel und Apfel dünn schälen, würfelig schneiden und sofort in die Gemüsebrühe legen, damit sie nicht braun werden. Zwiebel und Knoblauch schälen, fein hacken und im Öl kurz anschwitzen. Mit der Gemüsebrühe ablöschen, würzen und so lange kochen, bis das Gemüse weich ist. Mit dem Mixstab pürieren und die saure Sahne unterrühren. Die Suppe darf dabei nicht mehr kochen, weil die saure Sahne sonst ausflockt.
Mit fein gehackter Petersilie garniert servieren.

KAROTTEN-INGWER-SUPPE

Zutaten:

300 g Karotten

2 Kartoffeln

1 kl. Zwiebel

1 Knoblauchzehe

2 EL Rapsöl

1 l Gemüsebrühe

Salz, weißer Pfeffer

1 kl. Ingwerknolle

saure Sahne/Sauerrahm

Zubereitung:
Karotten und Kartoffeln waschen, schälen und in kleine Stücke schneiden. Zwiebel und Knoblauch schälen, fein hacken und im Öl glasig werden lassen. Die Gemüsebrühe sowie die Karotten- und Kartoffelwürfel dazugeben, mit Salz und Pfeffer würzen. Wenn das Gemüse weich ist, die Suppe pürieren. Die Ingwerknolle dünn schälen, in dünne Scheiben hobeln und in der Suppe ziehen lassen. Mit saurer Sahne garniert servieren.

EINTROPFSUPPE

Zutaten:

2 Eier

Salz

2 EL Weizenmehl

2 EL Dinkelvollkornmehl

Schnittlauch

Gemüsebrühe:

2 l Wasser

200 g Karotten

200 g Lauch

100 g Knollensellerie

100 g Fenchelknolle

5 Petersilienstängel

1 gr. Zwiebel

2 Lorbeerblätter

5 Pfefferkörner

Zubereitung:
Für die Gemüsebrühe Wasser mit allen angegebenen Zutaten mind. 30 Min. kochen lassen, abseihen und mit Salz abschmecken.
Eier in ein Gefäß mit Ausgussschnabel schlagen, salzen und mit Mehl zu einem glatten Teig verrühren. Gemüsebrühe zum Kochen bringen und den Teig langsam eintropfen lassen, bis die Masse verbraucht ist. Kurz aufwallen und anschließend ziehen lassen. Mit Schnittlauch bestreut servieren.

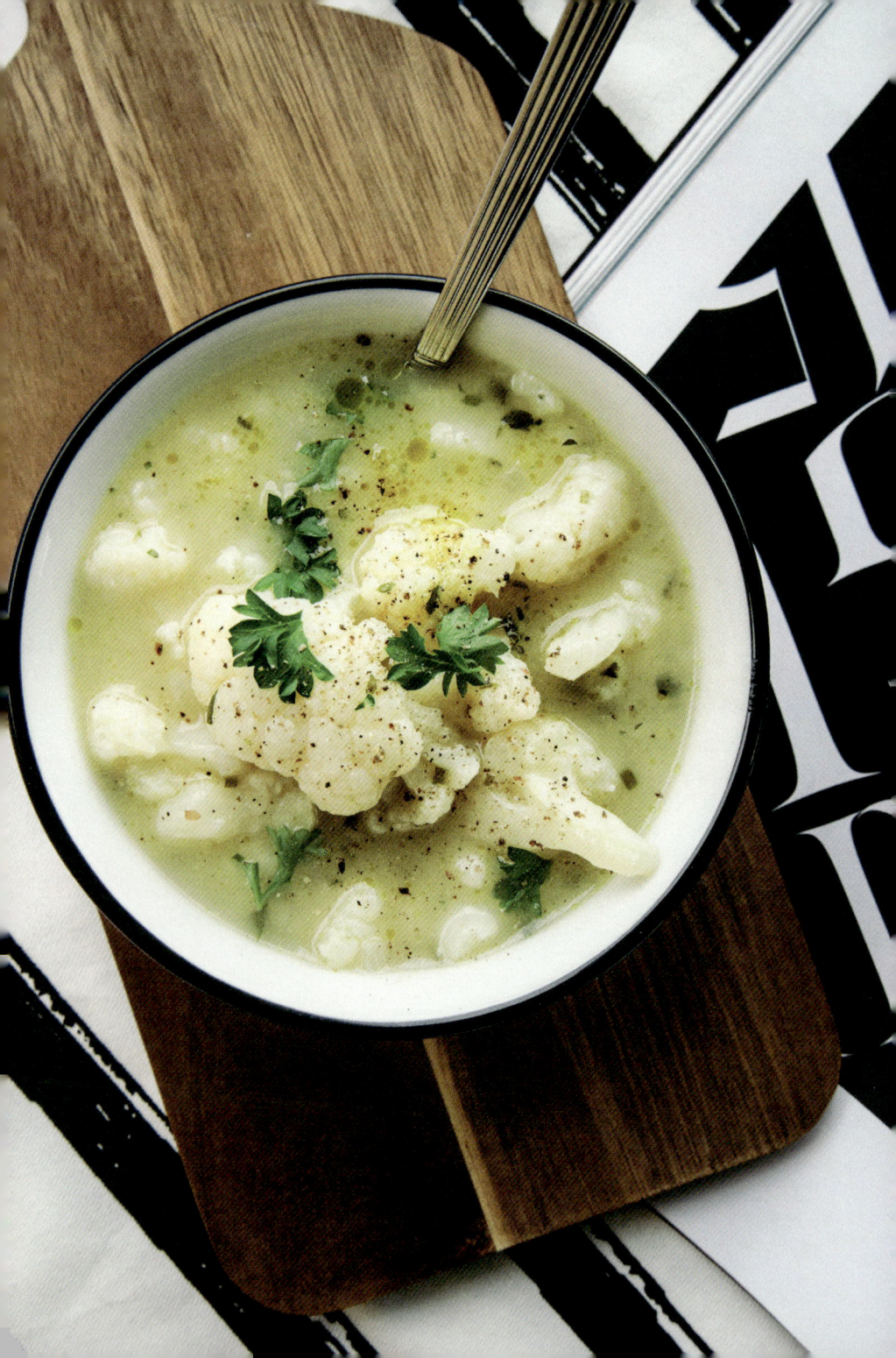

BLUMENKOHL IN KRÄUTERSUPPE 📷

Zutaten:

1 kl. Kopf Blumenkohl/Karfiol

Salz

20 g Butter

1 kl. Zwiebel

3 EL Weizenvollkornmehl

750 ml Gemüsebrühe

2 EL Kräuter (frisch gehackt)

2 EL Crème fraîche

Zubereitung:
Blumenkohl waschen, in kleine Röschen teilen und in Salzwasser bissfest kochen. Abseihen und kalt abschrecken. Butter zerlassen, gehackte Zwiebel darin glasig anbraten und Vollkornmehl kurz mitrösten. Mit Gemüsebrühe aufgießen und unter ständigem Rühren kochen lassen, bis das Mehl bindet. Von der Hitzequelle entfernen, Kräuter zugeben und Crème fraîche unterrühren. Die gegarten Blumenkohlröschen dazugeben und kurz ziehen lassen.

GRIESSSUPPE MIT BROKKOLI UND GERÖSTETEN MANDELBLÄTTCHEN

Zutaten:

40 g Mandelblättchen

10 g Butter

4 EL Dinkelvollkorngrieß

750 ml Gemüsebrühe

1 kl. Brokkoli

1 Eidotter

100 ml Sahne

Salz, weißer Pfeffer

Zubereitung:
Mandelblättchen in einer Pfanne ohne Fett rösten. Butter zerlassen und den Vollkorngrieß darin rösten. Mit Gemüsebrühe löschen und unter Rühren kochen lassen. Brokkoli waschen, in kleine Röschen zerteilen, zur Suppe geben und bissfest garen. Dotter mit Sahne verrühren und die Suppe damit legieren. Sie darf nachher nicht mehr kochen! Die Brokkolisuppe in Teller verteilen und mit einem Tupfen Sahne und den gerösteten Mandelblättchen garniert servieren.

JULIENNESUPPE MIT DINKELGRIESSKLÖSSCHEN

Zutaten:

40 g Karotten

40 g Knollensellerie

1 l Gemüsebrühe

Grießklößchen:

60 g Butter

1 Ei (getrennt)

60 g Dinkelvollkorngrieß

60 g Weizengrieß

Salz, Muskatnuss (gerieben)

Zubereitung:
Für die Klößchen die Butter flaumig rühren, zuerst Dotter, löffelweise Grieß und zuletzt Eiweiß dazurühren, würzen. Ziehen lassen und dann mit 2 Löffeln Klößchen formen. Diese in wallendes Salzwasser legen und 15 Min. ziehen lassen.
Karotten und Sellerie waschen, schälen und in feine Streifen schneiden. Gemüsebrühe erhitzen und das Juliennegemüse darin kurz ziehen lassen. In Suppenteller verteilen und mit den Dinkelklößchen servieren.

FISCHGERICHTE

SCHELLFISCHKOTELETTS PROVENZALISCH

Zutaten:

4 Schellfischkoteletts à 200 g

Saft von ½ Zitrone

3 Zwiebeln

1 Knoblauchzehe

300 g Zucchini

500 g Paprika

4 EL Öl

2 TL Paprikapulver edelsüß

1 Prise Zucker

je ¼ TL Rosmarin und Thymian

Salz, schwarzer Pfeffer

3 EL Vollkornmehl

½ Bund Petersilie

Zubereitung:

Die frischen Schellfischkoteletts unter kaltem Wasser abspülen und mit Haushaltspapier trocken tupfen. Mit Zitronensaft auf allen Seiten beträufeln und 10 Min. durchziehen lassen. Zwiebeln schälen und in Scheiben schneiden. Knoblauchzehe schälen und fein hacken. Zucchini waschen und in schmale Scheiben schneiden. Paprika mit kochendem Wasser überbrühen, Haut abziehen, Stängelansätze herausschneiden. Paprika entkernen und würfeln.
Öl in einem Topf erhitzen und darin die Zwiebelscheiben goldgelb werden lassen. Knoblauch, Zucchinischeiben und Paprikastücke dazugeben und kurz schmoren lassen. Mit Paprikapulver, einer kräftigen Prise Zucker, Rosmarin, Thymian und schwarzem Pfeffer würzen und mit Salz abschmecken.
Die Koteletts in der Zwischenzeit würzen und in Vollkornmehl wenden. Öl in einer ausreichend großen Pfanne erhitzen. Fischstücke darin zuerst auf beiden Seiten ½ Min. anbraten, dann auf beiden Seiten je 8 Min. bei kleiner Hitze fertigbraten. In einer ovalen Schüssel mit dem Gemüse anrichten und mit Petersilie garnieren.

ROTBARSCHFILET ÜBERBACKEN

Zutaten:

4 Rotbarschfilets

Saft von 1 Zitrone

Salz, Pfeffer

1 Knoblauchzehe

Rosmarin, Oregano, Basilikum

20 g Butter

100 g Semmelbrösel

Zubereitung:

Fischfilets mit Zitronensaft beträufeln und ziehen lassen. Eine feuerfeste Form mit Öl bepinseln, die Fischfilets hineinlegen, salzen und mit der gehackten Knoblauchzehe und den Kräutern bestreuen.
Butter zerlassen, Semmelbrösel darin kurz rösten und auf den Fischfilets verteilen. Im vorgeheizten Backofen bei 200 °C etwa 20 Min. backen.

Tipp: Dazu passt Kartoffelsalat (siehe Seite 53).

KARTOFFELSALAT

Zutaten:

800 g Kartoffeln

1 Bund Schnittlauch

⅛ l Gemüsebrühe

4 EL Apfelessig

8 EL Olivenöl

Salz, weißer Pfeffer

Zubereitung:
Kartoffeln waschen, in der Schale garen, schälen und blättrig schneiden. Schnittlauch fein hacken. Aus den übrigen Zutaten eine Marinade bereiten, die Kartoffelscheiben damit übergießen und ziehen lassen. Mit Schnittlauch bestreut servieren.

COUSCOUS MIT FISCH

Zutaten:

500 g Couscous

4 verschiedene Fischfilets

Saft von 1 Zitrone

je 1 grüne, rote und gelbe Paprikaschote

½ Lauch

2 Karotten

1 kl. Stk. Sellerie

1 EL Rapsöl

1 Zwiebel

1 Knoblauchzehe

Salz, Pfeffer, Kurkuma, Safran

Kräuter (frisch)

Öl (zum Braten)

Zubereitung:
Couscous nach Vorschrift auf der Packung zubereiten. Fischfilets waschen, abtupfen und mit Zitronensaft beträufeln.
Paprikaschoten waschen und Kerngehäuse entfernen. Paprika in Würfel schneiden. Lauch waschen und in feine Ringe schneiden. Karotten und Sellerie waschen, schälen und grob reiben. Rapsöl erhitzen und den fein gehackten Zwiebel darin glasig dünsten. Gemüse zugeben und kurz mitdünsten. Couscous dazugeben und im Gemüse ziehen lassen. Knoblauch schälen, fein hacken und zuletzt unterrühren.
Fischfilets würzen, mit frischen Kräutern bestreuen, in Öl beidseitig braten, auf den Gemüse-Couscous legen und sofort servieren.

Tipp: Bei der Verarbeitung von Fisch gelten die „3 S":
1. Säubern
2. Säuern
3. Salzen erst kurz vor der Zubereitung

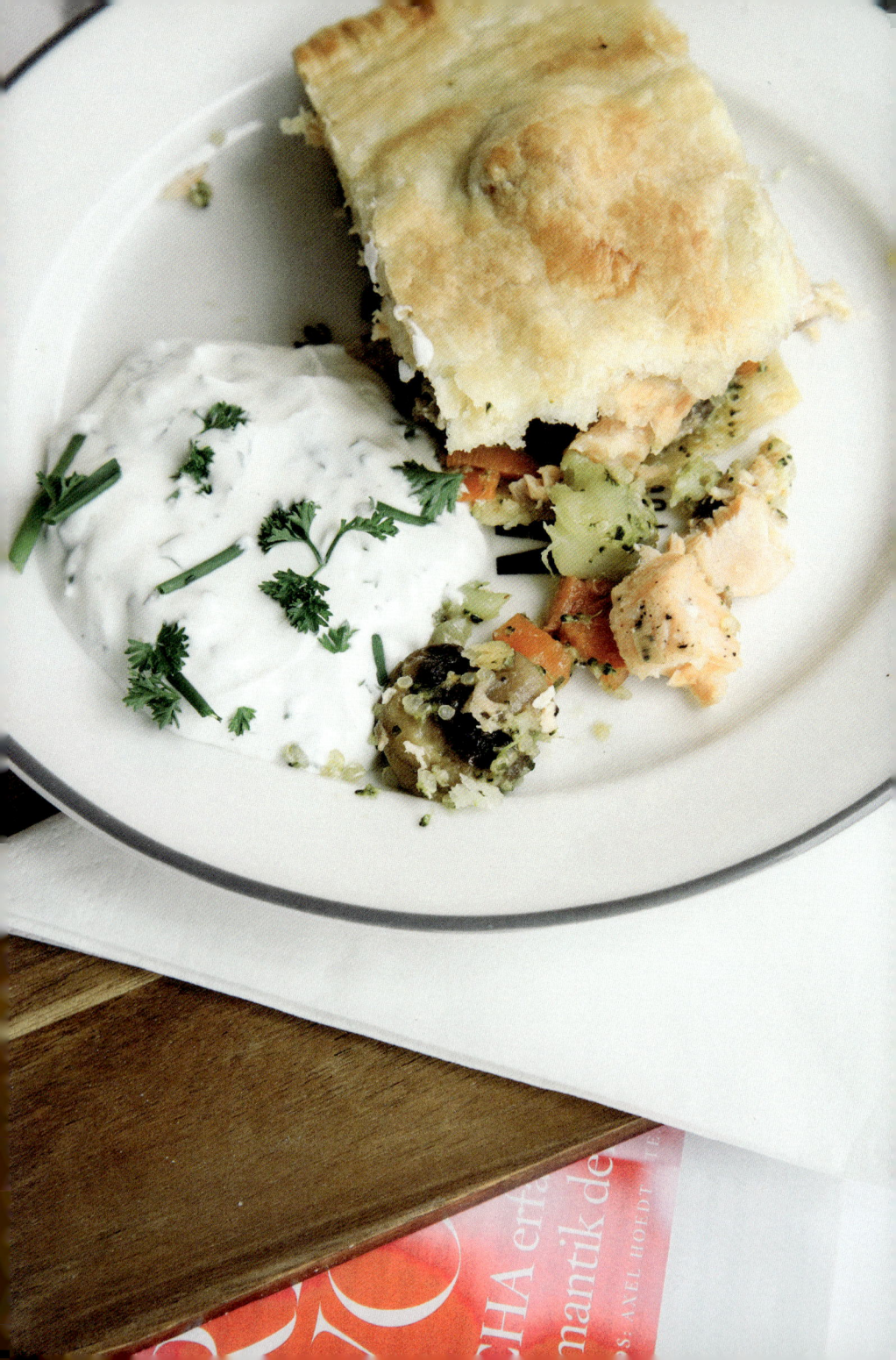

LACHS IN FEINER TEIGHÜLLE 📷

Zutaten:

400 g Lachs

Zitronensaft

100 g Champignons

100 g Karotten

100 g Sellerie

100 g Brokkoli

1 Zwiebel

2 EL Olivenöl

Salz, Pfeffer

Küchenkräuter

1 EL Quinoa

Rapsöl

1 Pkg. Tiefkühlblätterteig

Sauce:

½ Becher Joghurt

½ Becher saure Sahne/ Sauerrahm

Dill (frisch)

Zubereitung:

Den gesäuberten Lachs mit Zitronensaft beträufeln und ziehen lassen.
Gemüse waschen, schälen und in feine Würfel schneiden, die Champignons blättrig schneiden. Zwiebel schälen, fein hacken und im Olivenöl goldbraun anschwitzen. Das Gemüse zugeben und kurz mitrösten. Mit Salz und Küchenkräutern würzen, Quinoa zugeben und die Masse auskühlen lassen.
Den Lachs in kleine Stücke schneiden, würzen und in Rapsöl kurz anbraten, auskühlen lassen. Die Hälfte des Blätterteiges ausrollen und ein gefettetes Blech damit belegen, zuerst das Gemüse und dann den Lachs darauf verteilen. Die zweite Teighälfte ausrollen und über die Füllung legen. Die Ränder gut andrücken. 30 Min. kalt stellen.
Den Backofen auf 210° C vorheizen, 15 Min. backen, die Temperatur auf 180° C reduzieren und weitere 15 Min. backen.
Für die Sauce Joghurt und saure Sahne verrühren und mit Salz würzen. Dill fein hacken, dazugeben und zum Fisch servieren.

FISCHGRATIN

Zutaten:

600 g Fischfilets

Zitronensaft

1 Stange Lauch

1 EL Olivenöl

Salz, Pfeffer

500 g Kartoffeln

60 ml Milch

20 g Butter

Salz, Muskatnuss (gerieben)

1 EL Dill (frisch)

1 Knoblauchzehe (fein gehackt)

Zubereitung:

Fischfilets säubern, mit Zitronensaft beträufeln und ziehen lassen.
Lauch waschen, in dünne Ringe schneiden und in Olivenöl anschwitzen. Würzen und in einer Auflaufform verteilen. Kartoffeln dämpfen, zerstampfen und mit heißer Milch, Muskatnuss, Salz sowie Butter glatt rühren.
Fischfilets mit Salz, Pfeffer, Knoblauch und frischem Dill würzen, in Stücke teilen und gleichmäßig auf den Lauch legen. Das Kartoffelpüree darüber verteilen und im vorgeheizten Backofen bei 180° C ca. 30 Min. backen, bis die Oberfläche goldbraun ist.

FORELLENFILETRÖLLCHEN

Zutaten:

8 Forellenfilets

Zitronensaft

Salz, weißer Pfeffer

1 gr. Zwiebel

1 Knoblauchzehe

2 EL Olivenöl

3 Paprikaschoten

je 1 Msp. Zimt, Kardamom, Ingwer und Paprikapulver

Salz

100 g Weizenvollkornmehl

1 Ei

100 g Semmelbrösel

Rapsöl

Zubereitung:

Forellenfilets säubern, mit Zitronensaft beträufeln und ziehen lassen.
Zwiebel und Knoblauch schälen, fein hacken und in Olivenöl anschwitzen. Paprikaschoten waschen, Kerngehäuse und Strunk entfernen. Paprika vierteln und kurz grillen, damit sich die Haut abziehen lässt. Schoten klein schneiden, zur Zwiebel-Knoblauch-Mischung geben, würzen und kurz dünsten lassen. Fischfilets würzen, die Gemüsemischung daraufstreichen und einrollen. Mit einem Holzspieß befestigen. Die Forellenfilets zuerst in Vollkornmehl wenden, dann durch das verquirlte Ei ziehen und zuletzt in Semmelbröseln panieren. Im heißen Rapsöl goldbraun backen.

Tipp: Dazu passen Petersilienkartoffeln und Salat.

UNGARISCHES FISCHFILET

Zutaten:

4 Fischfilets à 200 g

Zitronensaft

Salz, Pfeffer

1 gr. Zwiebel

Olivenöl

½ Kopf Weißkohl/Kraut

1 EL Paprikapulver

1 Kartoffel

Kartoffelnudeln:

500 g Kartoffeln

50 g Dinkelvollkorngrieß

150 g Weizenmehl (griffig)

1 Ei

Salz

Butter

Zubereitung:

Fischfilets säubern, mit Zitronensaft beträufeln und ziehen lassen. Zwiebel schälen, fein hacken und in Olivenöl anschwitzen. Weißkohl dünn hobeln und zum Zwiebel geben, Paprikapulver darüberstreuen und kurz dünsten lassen. Kartoffel waschen, schälen, grob reiben und unter das Kraut rühren.
Fischfilets würzen und in eine feuerfeste Form geben. Den Kohl auf dem Fisch verteilen. Die Form mit einem Deckel oder Alufolie zudecken. Im vorgeheizten Backofen auf der mittleren Schiene bei 200° C etwa 20 Min. garen.
Für die Nudeln Kartoffeln waschen, in der Schale kochen, schälen und durch ein Sieb pressen. Mit den restlichen Zutaten rasch zu einem geschmeidigen Teig verarbeiten, Nudeln formen und im wallenden Salzwasser ziehen lassen. Abseihen und in brauner Butter schwenken.

BUNTE KARTOFFELNUDELN MIT LACHS

Zutaten:

Teig:

1 kg Kartoffeln

50 g Dinkelvollkorngrieß

1 Ei

etwa 200 g Mehl

40 g Butter

Sauce:

240 g Lachs

Zitronensaft

Olivenöl

1 rote Paprika

125 ml Sahne

Salz, Pfeffer

Thymian, Oregano, Rosmarin

Einige Blätter Basilikum

Zubereitung:
Für den Teig Kartoffeln waschen, in der Schale kochen, heiß schälen und durch die Kartoffelpresse drücken. Mit den restlichen Zutaten rasch zu einem glatten Teig verkneten. Auf bemehlter Fläche eine Rolle formen, in Stücke schneiden und diese zu kleinen Röllchen formen. Im wallenden Salzwasser garen, abseihen und sofort in flüssiger Butter schwenken. Warm stellen.
Für die Sauce vom gesäuerten Lachs die Haut abziehen und Fisch in kleine Würfel schneiden. Paprika waschen, Kerngehäuse entfernen und die Schote würfeln. Kräuter waschen, trockentupfen und alle bis auf das Basilikum fein hacken. In einer Pfanne Olivenöl erhitzen, Lachs darin allseitig anbraten, mit Sahne aufgießen. Paprikawürfel und alle Küchenkräuter zugeben. So lange weiterdünsten, bis die Sauce eindickt, die Nudeln zugeben und in der Fischsauce schwenken. Mit Basilikum garniert sofort servieren.

GEFÜLLTER WOLFSBARSCH MIT KARTOFFELWEDGES

Zutaten:

4 Stück Wolfsbarsch im Ganzen (ausgenommen)

Saft von 1 Zitrone

4 EL Olivenöl

Frühlingskräuter nach Belieben (am Stängel)

800 g Kartoffeln

Salz, Pfeffer

Rosmarin (getrocknet oder gehackt)

Zubereitung:
Kartoffeln waschen, schälen, halbieren und vierteln (große Stücke achteln). Olivenöl mit Salz und Rosmarin verrühren und Kartoffeln damit marinieren. Auf einem mit Backpapier ausgelegten Backblech verteilen und im vorgeheizten Backofen bei 200° C 20–30 Min. garen.
Fisch gut waschen, trockentupfen, mit Zitronensaft beträufeln und mit den Frühlingskräuterstängeln füllen. Olivenöl erhitzen und die gewürzten Fische darin beidseitig anbraten. In eine feuerfeste Form legen und 10 Minuten im Ofen fertiggaren.

Tipp: Dazu passen frische Blattsalate.

ROTES RISOTTO MIT GEGRILLTEM ZANDER

Zutaten:

4 Zanderfilets

Saft von 1 Zitrone

2 EL Mandeln, gehackt

Salz, Pfeffer

Risotto:

400 g Risottoreis

1 Zwiebel

2 Knoblauchzehen

2 EL Olivenöl

250 ml Rote-Bete-Saft

500 ml Gemüsebrühe

Salz, Pfeffer, Muskatnuss (gerieben)

100 g Mozzarella

2 Bund Rucola

Zubereitung:

Zanderfilets säubern und mit Zitronensaft beträufeln. Für das Risotto Zwiebeln schälen und fein würfelig schneiden, Knoblauch schälen und fein hacken. Olivenöl in einem Topf erhitzen und die Zwiebel darin glasig anschwitzen. Reis zugeben, kurz mitrösten und mit wenig Gemüsebrühe aufgießen. Unter Rühren die Flüssigkeit verdampfen lassen, die Hälfte des Rote Bete Saftes zugeben, dünsten, bis die Flüssigkeit verdampft ist. Die gesamte Flüssigkeit in das Risotto rühren, bis der Reis al dente ist. Zuletzt Mozzarella würfeln, unterrühren und alles abschmecken.

Zander würzen, in einer Grillpfanne oder auf dem Grill beidseitig garen und warm stellen. Gehackte Mandeln in der Pfanne rösten.

Rucola waschen, grob zerkleinern und unter das Risotto rühren. Einen Schöpflöffel kalt ausspülen und das Risotto damit in Halbkugeln auf Teller setzen. Zander in kleinere Stücke schneiden und darauf verteilen. Mit gerösteten Mandelstücken bestreut sofort servieren.

FLEISCHSPEISEN

KARTOFFELAUFLAUF

Zutaten:

800 g Kartoffeln

4 Eier

4 Scheiben Leberkäse

250 g saure Sahne/Sauerrahm

1 Pkg. Frischkäse mit Kräutern

Salz, weißer Pfeffer

1 EL gemischte Kräuter

Butter

Zubereitung:
Kartoffeln waschen und in der Schale garen. Eier hart kochen. Leberkäse in 1 cm große Würfel schneiden. Saure Sahne mit Gewürzen, fein gehackten Kräutern und Frischkäse verrühren. Eine Auflaufform mit Butter bestreichen. Kartoffeln und Eier schälen, in Scheiben schneiden und abwechselnd mit dem Leberkäse in die Form schichten. Die gewürzte saure Sahne darübergießen. Den Auflauf etwa 30 Min. bei 180° C im Backofen garen lassen, bis die Oberfläche leicht gebräunt ist.

FALSCHER HASE IM VERSTECK

Zutaten:

Teig:

150 g Weizenmehl

100 g Weizenvollkornmehl

100 g Butter

1 Ei

Salz

Wasser (lauwarm)

Fülle:

1 Zwiebel

2 EL Rapsöl

500 g Rinderhackfleisch/ Rindsfaschiertes

Salz, Pfeffer, Paprikapulver edelsüß, Muskatnuss

Majoran, Thymian, Rosmarin, Petersilie

½ kl. Weißkohl/Kraut

1 Eidotter

Zubereitung:
Aus den Zutaten für den Teig einen Mürbteig herstellen und kurz rasten lassen. Für die Fülle die fein gehackte Zwiebel im Rapsöl kurz anbraten, Hackfleisch zugeben und würzen. Weißkohl fein hobeln und zum Hackfleisch geben. Zuerst zugedeckt dünsten, sobald der Kohl weich ist, ohne Deckel weiterdünsten, bis die Flüssigkeit verdampft ist.
Die Hälfte des Mürbteiges auf bemehlter Fläche ausrollen und eine Auflaufform damit auskleiden. Mehrmals mit einer Gabel einstechen. Mit der ausgekühlten Fülle belegen und die zweite Teighälfte darüberklappen. Die Ränder vorsichtig andrücken und die Oberfläche mehrmals mit einer Gabel einstechen. Mit Eidotter bestreichen und im vorgeheizten Backofen bei 180° C etwa 45 Min. goldbraun backen.

KALBSBRATEN IN DER FOLIE

Zutaten:

800 g Kalbsnuss

Salz, Pfeffer

Thymian, Rosmarin

je 100 g Karotten, Sellerie, Kohlrabi und Lauch

2 Kartoffeln

1 Zwiebel

Zubereitung:
Fleisch gut mit den Gewürzen einreiben und in einen Bratschlauch legen. Eine Seite nach Vorschrift verschließen. Gemüse evtl. waschen, schälen, grob zerteilen und rund um das Fleisch legen. Die zweite Seite des Bratschlauchs verschließen. Den Braten auf einen kalten Rost in den vorgeheizten Backofen legen und nach Anleitung auf dem Bratschlauch garen. 15 Min. vor Garzeitende die Folie an der Oberseite vorsichtig aufschneiden, damit das Fleisch eine Kruste bildet.
Den Braten in eine feuerfeste Form legen und warm stellen. Die Sauce mit dem Gemüse fein pürieren und zum Braten servieren.

Tipp: Dieses Gericht gelingt auch in einer feuerfesten Form mit Deckel!

GEFÜLLTE HÜHNERKEULEN

Zutaten:

12 Hühnerkeulen (ausgelöst)

Salz, Pfeffer, Paprikapulver

Fülle:

1 Pkg. Magerquark/-topfen

1 EL Kräuter

Salz, Pfeffer

1 Zucchini

Guss:

1 Zwiebel

Rapsöl

1 KL Maisstärke

1 Pkg. Schlagsahne/-obers

Salz, Pfeffer

Zubereitung:
Zwiebel schälen und in dünne Ringe schneiden. Rapsöl erhitzen, die Zwiebelringe in Maisstärke wenden und in heißem Öl goldbraun backen.
Quark mit Gewürzen und Kräutern verrühren. Werden getrocknete Kräuter verwendet, ziehen lassen. Zucchini waschen, fein reiben und zum Quark geben. Die ausgelösten Hühnerkeulen würzen, mit der Fülle bestreichen, einrollen und in eine feuerfeste Form legen. Für den Guss die Sahne würzen, die gebackenen Zwiebelringe unterrühren und über den gefüllten Hühnerkeulen verteilen. Im vorgeheizten Backofen bei 220° C etwa 45 Min. goldbraun backen.

RINDERBRATEN ÜBERBACKEN

Zutaten:

800 g Rinderbraten

je 1 ML Pfefferkörner, Thymian und Salz

2 gr. Karotten

1 Sellerieknolle

2 Zwiebeln

1 EL Rapsöl

1/8 l Gemüsebrühe

2 EL Butter

2 Dotter

3 EL Semmelbrösel

2 EL Zucker

250 g Sauerkirschen/Weichseln

1 KL Maisstärke

Zubereitung:

Gewürze mit dem Mörser zerkleinern und den gewaschenen und getrockneten Braten damit einreiben. Etwa 120 Min. ziehen lassen.
Karotten und Sellerie waschen, schälen und klein würfeln. Zwiebeln schälen, fein hacken und in Rapsöl anschwitzen. Gemüse kurz mitrösten, mit Gemüsebrühe aufgießen und abkühlen lassen.
Den Braten allseitig in Rapsöl anbraten und in eine feuerfeste Form legen. Die Bratenreste mit der Gemüsesauce aufgießen und zum Braten geben. Zugedeckt im vorgeheizten Backofen bei 200° C etwa 60 Min. braten.
Butter zerlassen, Dotter, Semmelbrösel und 1 EL Zucker dazugeben. Rinderbraten damit bestreichen und so lange weiterbraten, bis die Kruste goldbraun gefärbt ist. Sauce abseihen und mit dem Mixstab pürieren.
Sauerkirschen in wenig Wasser mit 1 EL Zucker aufkochen. Maisstärke mit kaltem Wasser glatt rühren und zum Kirschkompott geben. Binden lassen und zum Rinderbraten servieren.

GEFÜLLTES SCHWEINEKOTELETT GEGRILLT

Zutaten:

4 Schweinekoteletts (dick geschnitten)

2 Scheiben Schwarzbrot

8 EL Schlagsahne/-obers

Salz, weißer Pfeffer, Paprikapulver edelsüß

1 EL Kräuter (fein gehackt)

4 EL Rapsöl

Zubereitung:

Koteletts vom Knochen lösen und vorsichtig waagrecht einschneiden. Schwarzbrot von der Rinde lösen und ohne Rinde würfelig schneiden. Sahne mit 4 EL heißem Wasser verdünnen, Kräuter dazumischen und über die Brotwürfel gießen. Gut verkneten. Koteletts damit füllen, mit einem Holzspieß verschließen, würzen und mit Öl bestreichen.
Auf dem Grillrost 25 Min. bei mäßiger Hitze garen.

Tipp: Dazu passen gedünsteter Weißkohl und Petersilienkartoffeln.

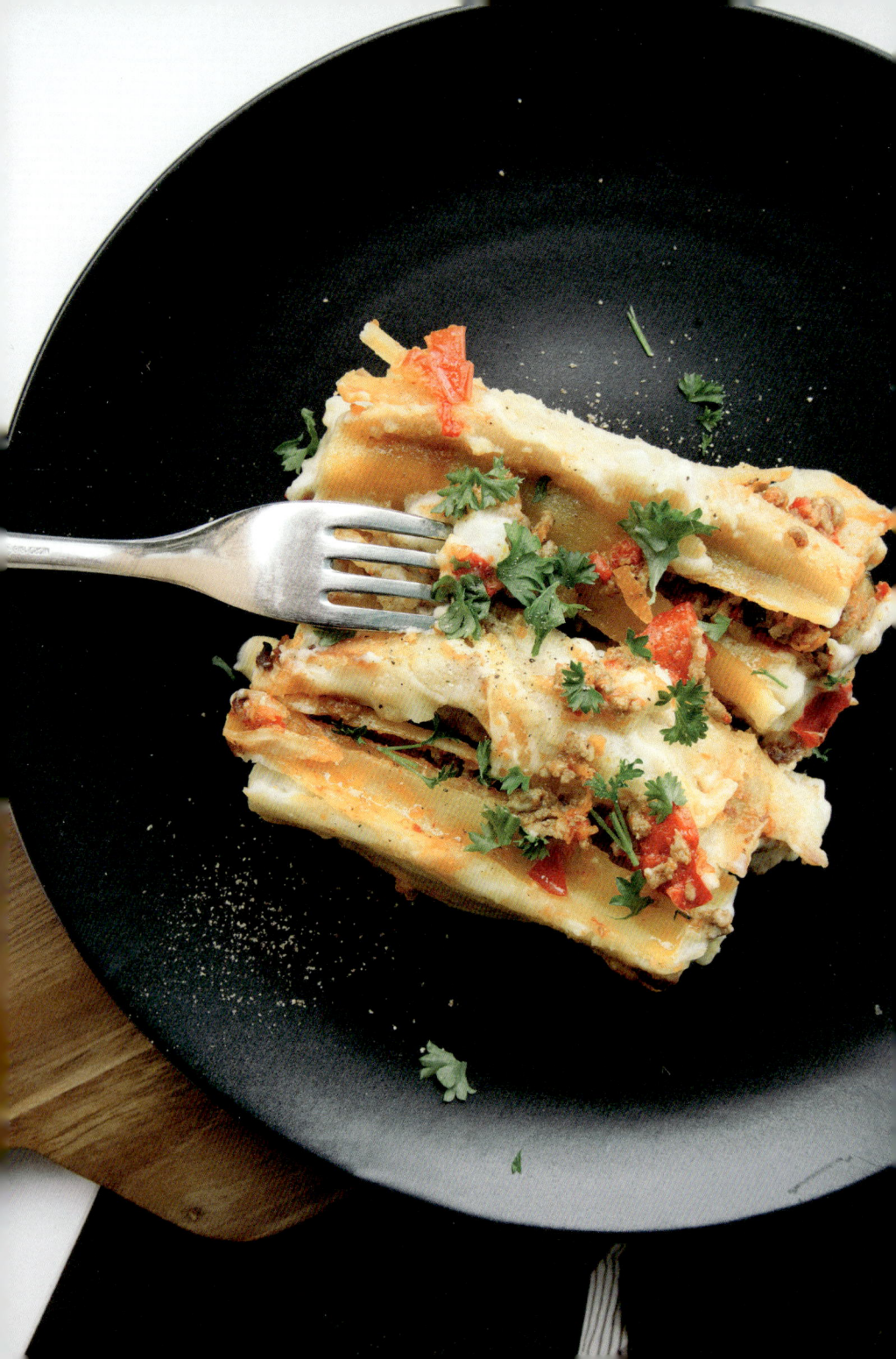

GEFÜLLTE CANNELLONI GRATINIERT

Zutaten:

1 Pkg. Cannelloni

Fülle:

3 rote Paprikaschoten

1 kl. Zwiebel

2 EL Rapsöl

500 g Rinderhackfleisch/
Rindsfaschiertes

Salz, Pfeffer, Paprikapulver

Rosmarin, Oregano, Thymian,
Basilikum

3 Karotten

1 Zucchini

1 Knoblauchzehe

Béchamelsauce:

20 g Butter

50 g Dinkelvollkornmehl

400 ml Milch

Salz, Muskatnuss

Zubereitung:

Paprika in wenig Wasser weich dünsten und mit dem Mixstab pürieren. Zwiebel in Rapsöl glasig anbraten, Hackfleisch zugeben, kurz mitbraten, mit der Paprikasauce aufgießen und würzen. Karotten und Zucchini waschen, schälen, grob raspeln und dazugeben. Knoblauch schälen, fein hacken und zur Sauce geben. Etwa 60 Min. kochen lassen, dann auskühlen lassen. Cannelloni damit füllen und in eine Auflaufform geben.

Für die Béchamelsauce Butter zerlassen und Mehl darin kurz rösten. Kalte Milch dazugeben und unter Rühren aufkochen lassen, bis eine cremige Sauce entsteht, würzen. Auf den Cannelloni gleichmäßig verteilen und etwa 45 Min. bei 200°C in der Mitte des Backofens backen. Heiß servieren.

Tipp: Die Fülle eignet sich auch sehr gut für Wraps.

PUTENRÖLLCHEN MIT REIS

Zutaten:

Putenröllchen:

4 Putenschnitzel

Salz, Pfeffer, Ingwer

Frischkäse mit Kräutern

40 g Gemüsestifte

Öl (zum Braten)

Gemüsebrühe

Maisstärke

Reis:

200 g Langkornreis

½ Zwiebel gespickt mit
3 Nelken

Salz

Apfelscheiben:

1 Apfel

10 g Butter

1 KL Zucker

Zubereitung:

Für die Putenröllchen Putenschnitzel klopfen, würzen, mit Frischkäse bestreichen und mit Gemüse belegen. Schnitzel zusammenrollen, im heißen Öl auf allen Seiten anbraten, mit Gemüsebrühe aufgießen und fertig garen lassen. Dann abseihen und warm stellen. Die Sauce mit Stärkemehl binden.

Für den Reis die doppelte Wassermenge aufkochen lassen, den Reis und die gespickte Zwiebel zugeben, salzen und zugedeckt ziehen lassen.

Für die Apfelscheiben den Apfel schälen, das Kerngehäuse ausstechen und den Apfel in Scheiben schneiden. Butter mit Zucker in einer Pfanne karamellisieren und die Apfelscheiben darin wenden.

KALBFLEISCHRÖLLCHEN AUF DINKELSPÄTZLE

Zutaten:

4 dünne Kalbsschnitzel

2 EL Rapsöl

Frische Gartenkräuter, fein gehackt

500 g Karotten

10 g Butter

Dinkelspätzle:

250 g griffiges Mehl (Type 405)

100 g Dinkelvollkornmehl

150 ml Milch

4 Eier

10 g Butter zum Schwenken

Salz, Pfeffer

Zubereitung:

Kalbschnitzel zwischen 2 Schichten Frischhaltefolie vorsichtig hauchdünn klopfen, salzen, pfeffern und in Rapsöl beidseitig kurz anbraten. Oberfläche mit Kräutern bestreuen und sofort einrollen. Bratenreste mit wenig (Karotten-)Wasser aufgießen und die Fleischrollen darin zugedeckt fertig garen.

Für die Spätzle Mehl, Dinkelmehl, Milch, Eier und Salz mit dem Handrührgerät (Knethaken) glatt kneten. Kurz ziehen lassen. In einem großen Topf Wasser zum Kochen bringen, salzen und den Teig mit einem Teigschaber durch ein Spätzlesieb ins wallende Wasser drücken. Wenn die Spätzle an der Oberfläche schwimmen, abseihen und sofort in flüssiger Butter schwenken.

Karotten waschen, schälen und in Scheiben schneiden. In einem Topf bodenbedeckt Wasser zum Kochen bringen, salzen und Karottenscheiben zugeben. Einmal aufkochen lassen, Hitze abschalten und zugedeckt bissfest garen. Abseihen, dabei die Flüssigkeit auffangen (sie kommt zum Fleisch) und Karotten in flüssiger Butter schwenken.

Auf einem Teller die Spätzle anrichten, darauf die Kalbfleischröllchen legen und mit dem Gemüse garnieren.

ZUCCHINI-LASAGNE

Zutaten:

1 kg gelbe Zucchini

400 g Hackfleisch/Faschiertes

2 Zwiebeln

2 Knoblauchzehen

200 g Kürbisfleisch

200 g Karotten

200 g grüne Zucchini

200 g Paprikaschoten

Etwas Olivenöl

Oregano, Thymian, Petersilie

Salz, Pfeffer, Paprikapulver edelsüß

Guss

1 Packung Frischkäse (200 g)

1 Becher saure Sahne/Sauerrahm

Salz, Pfeffer, Muskat

Zubereitung:

Grüne Zucchini, Kürbis und Karotten waschen, bei Bedarf schälen und grob raspeln. Paprikaschote waschen, Kerngehäuse herausschneiden und fein würfeln. Zwiebeln fein hacken, in Olivenöl anschwitzen, Hackfleisch zugeben, salzen und pfeffern. Gemüse unterheben und so lange weiterdünsten, bis die Flüssigkeit zum Großteil verdampft ist. Eine Auflaufform mit Olivenöl ausstreichen. Gelbe Zucchini waschen, in dünne Scheiben schneiden und die Form damit auslegen. Abwechselnd mit Hackfleisch und Zucchinischeiben belegen. Mit Zucchini abschließen.

Für den Guss Frischkäse mit saurer Sahne glatt rühren, würzen und auf dem Gemüse gleichmäßig verteilen. Im vorgeheizten Backrohr bei 180° C ca. 30 Min. goldgelb backen.

SPEISEN OHNE FLEISCH

QUARK-ZUCCHINI-STRUDEL MIT BÄRLAUCHSAUCE

Zutaten:

Strudelteig:

200 g Weizenmehl

50 g Dinkelvollkornmehl

1 KL Salz

1 EL Öl

ca. 150 ml Wasser (lauwarm)

Fülle:

100 g Semmelbrösel

1 KL Butter

500 g Magerquark/-topfen

1 gehäufter EL Stärkemehl

Salz, Pfeffer, Chilipulver

Oregano, Basilikum, Thymian, Rosmarin

500 g Zucchini (grob gerieben)

1 Ei

Kräutersauce:

1 Becher Joghurt

1 Becher saure Sahne/Sauerrahm

Bärlauch (frisch, fein gehackt)

Salz, weißer Pfeffer

Zubereitung:

Mehle auf ein Brett sieben, in der Mitte ein Grübchen machen und die übrigen Zutaten einarbeiten, bis ein weicher Teig entsteht, den man knetet, bis er seidig glatt ist. Ein Laibchen formen und mit Öl bestrichen unter einer warmen Schüssel 30 Min. rasten lassen. Butter zerlassen und Semmelbrösel darin rösten. Abkühlen lassen.

Für die Fülle Magerquark glatt rühren, Stärkemehl gut unterrühren und mit Gewürzen und Kräutern abschmecken. Zucchini und Ei unterheben.

Den Teig auf dünn bemehlter Fläche zuerst auswalken und dann über die Handrücken papierdünn zu einem Rechteck ausziehen. ¼ des Teiges zuerst mit Butterbröseln bestreuen, dann mit der Fülle bis zum Innenrand belegen. Die Seitenteile über die Fülle schlagen und den Strudel fest einrollen. Mit einem Tuch hebt man den Strudel auf das Blech, sodass der Rand des Teiges unten zu liegen kommt. Den Strudel mit Butter bestreichen und ca. 30 Min. backen.

Für die Kräutersauce alle Zutaten miteinander vermixen und mit Gewürzen abgeschmeckt zum Strudel servieren.

POLENTAPIZZA

Zutaten:

500 g Maisgrieß/Polenta

Salz

2 l Wasser

1 kg gemischtes Gemüse

1 Stange Lauch

3 Knoblauchzehen

1 EL Öl

375 g Mozzarella

1 Bund Basilikum

Öl (für das Blech)

schwarzer Pfeffer
(frisch gemahlen)

Zubereitung:

Maisgrieß in siedendes Salzwasser einkochen, rühren bis er andickt und zugedeckt ohne Hitze quellen lassen. Einen Topf bodenbedeckt mit Wasser füllen, salzen und aufkochen lassen. Gemüse zugeben, Wärmezufuhr abdrehen und zugedeckt bissfest dünsten. Lauch waschen und fein schneiden, Knoblauch schälen und fein hacken. In einem zweiten Topf 1 EL Öl erhitzen. Lauch und Knoblauch darin glasig dünsten und abkühlen lassen. Mozzarella abtropfen lassen und in dünne Scheiben schneiden. Basilikum waschen, die Blättchen abzupfen und trocken tupfen.
Ein Backblech mit wenig Öl bestreichen. Den Backofen auf 220° C vorheizen. Die Polenta auf dem Backblech verteilen, mit dem abgekühlten Lauch bedecken und mit dem Gemüse belegen. Basilikum und Mozzarella darauf verteilen, pfeffern, die Ofenhitze zurückdrehen und bei 200° C ca. 20 Min. backen, bis der Käse zerlaufen und leicht gebräunt ist.

GEMÜSELASAGNE

Zutaten:

je 100 g Karotten, Kohlrabi,
Sellerie und Lauch

je 250 g Zucchini und Kürbis

2 Zwiebeln

1 EL Öl

Salz, Pfeffer

ca. 50 g Couscous

je 1 TL Thymian, Basilikum
und Oregano

Chilipulver, Kümmel (gemahlen)

200 g Lasagneblätter

2 Pkg. Mozzarella

Zubereitung:

Gemüse waschen, evtl. schälen und fein raspeln. Zwiebeln schälen, fein hacken und in wenig Öl anschwitzen. Das fein geraspelte Gemüse dazugeben und mitdünsten, mit Salz und Pfeffer würzen. Couscous dazugeben, bis die Masse bindet. Weich dünsten und mit Kräutern und Gewürzen verfeinern. Eine feuerfeste Form mit Lasagneblättern auslegen, darauf eine dünne Schicht Gemüsesugo verteilen, mit Teigwaren abdecken und auf diese Weise alle Zutaten verbrauchen.
Die Lasagne mit Mozzarellascheiben belegen und bei 170° C Heißluft ca. 60 Min. backen.
Vor dem Anschneiden etwas auskühlen lassen.

GEMÜSE-REIS-AUFLAUF

Zutaten:

200 g Zucchini

Salz, Pfeffer

1 EL Kräutermischung

1 Gemüsezwiebel

200 g Reis

½ l Gemüsebrühe

300 g Gemüse wie z. B.
Karotten, Zucchini,
Champignons etc.

1 Pkg. Ricotta

1 Ei

Salz, Pfeffer

1 EL Kräutermischung

Mozzarella

Fett (für die Form)

Zubereitung:
Zucchini waschen und in Scheiben schneiden. Eine gefettete Auflaufform damit auslegen. Mit Salz, Pfeffer und Kräutern würzen. Zwiebel schälen, klein hacken und darauf verteilen. Reis gleichmäßig darüberstreuen. Gemüsebrühe über den Reis gießen. Gemüse waschen, schälen, klein schneiden und auf dem Reis verteilen.
Ricotta mit Ei und Gewürzen verrühren. Auflauf damit bedecken und etwa 45 Min. bei 180° C Ober- und Unterhitze garen.

KÜRBISRISOTTO

Zutaten:

400 g Kürbis

2 Schalotten

1 Knoblauchzehe

2 EL Olivenöl

400 g Reis

Salz, Pfeffer, Ingwer,
Muskatnuss

700 ml Gemüsebrühe

125 g saure Sahne/Sauerrahm

Zubereitung:
Kürbis entkernen, schälen und in kleine Würfel schneiden. Schalotten und Knoblauch fein hacken und im Olivenöl anschwitzen. Reis zugeben, würzen, mit wenig Gemüsebrühe ablöschen und dünsten, bis die Flüssigkeit aufgesogen ist. Auf diese Weise die gesamte Gemüsebrühe einkochen. Nach der halben Kochzeit Kürbiswürfel dazugeben und mitdünsten.
Der Reis soll noch kernig, aber cremig sein. Zum Schluss saure Sahne unterrühren. Das Risotto mit Petersilie bestreut sofort servieren.

VEGETARISCH GEFÜLLTE PAPRIKA

Zutaten:

4 gr. gelbe Paprikaschoten

Fülle:

100 g Reis

1 kl. Zwiebel

Nelken

1 Knoblauchzehe

je 50 g Karotten, Paprikaschoten und Zucchini

2 EL Olivenöl

Salz, Pfeffer

Rosmarin, Thymian, Oregano

Sauce:

4 rote Paprikaschoten

3 Schalotten

1 EL Olivenöl

⅛ l Gemüsebrühe

Salz, weißer Pfeffer, Kurkuma

1 KL Stärkemehl

50 ml Schlagsahne/-obers

Zubereitung:

Gelbe Paprika waschen, Stielansatz mit Deckel großzügig abschneiden und Kerngehäuse vorsichtig herauslösen. Für den Reis die doppelte Menge Wasser erhitzen. Zwiebel schälen und halbieren. Eine Hälfte mit Nelken spicken und gemeinsam mit dem Reis in das kochende Salzwasser geben.

Gemüse waschen, Karotten schälen. Karotten und Zucchini grob reiben. Den Paprika in Würfel schneiden. Die zweite Zwiebelhälfte fein hacken, in Olivenöl anschwitzen, das zerkleinerte Gemüse zugeben, würzen und kurz dünsten. Wenn der Reis weich gegart ist, mit dem Gemüse vermischen und die gelben Paprika damit füllen. In eine feuerfeste Form stellen und den Deckel aufsetzen.

Für die Sauce die roten Paprikaschoten evtl. schälen. Schalotten fein schneiden, in Olivenöl anschwitzen und die grob geteilten Paprika dazugeben. Mit wenig Gemüsebrühe ablöschen, würzen, weich dünsten und mit dem Pürierstab mixen. Die Sauce zu den gefüllten Paprikaschoten leeren und im vorgeheizten Backofen bei 180°C ca. 30 Min. garen.

Wenn die gefüllten Paprika weich sind, aus der Sauce heben und warm stellen. Die Sauce evtl. mit Stärke binden und kurz vor dem Servieren die geschlagene Sahne unterheben.

WIRSINGQUICHE

Zutaten:

100 g Weizenmehl

100 g Dinkelvollkornmehl

125 g Butter

1 Dotter

Salz

Belag:

400 g Wirsing/grüner Kohl

2 Zwiebeln

2 EL Olivenöl

3 Eier

300 g Crème fraîche

Salz, Pfeffer

Muskatnuss (gerieben), Kümmel (gemahlen)

1 EL Petersilie (gehackt)

Zubereitung:
Beide Mehle auf ein Backbrett sieben und in die Mitte eine Vertiefung drücken. Die weiche Butter in kleinen Portionen auf dem Mehl verteilen, mit Dotter und Salz einen glatten Teig kneten, ausrollen und den Boden einer Auflaufform damit auslegen. Den Teig mit einer Gabel mehrmals einstechen und bei 180° C backen, bis die Oberfläche nicht mehr glänzt, aber noch nicht braun ist.
Wirsing waschen und die Blätter klein schneiden. Zwiebeln klein hacken und im heißen Olivenöl glasig braten. Wirsing zugeben, würzen und weich dünsten. Eier mit Crème fraîche und Gewürzen verrühren. Den ausgekühlten Wirsing auf dem Teig verteilen und die Sauce darüberleeren. 20 Min. backen und mit Petersilie bestreut servieren.

Tipp: Dieses Rezept eignet sich auch für andere Gemüse.

GEFÜLLTES GEMÜSE ÜBERBACKEN

Zutaten:

3 gr. Karotten

1 gr. Tasse Hirse

1 Pkg. Ricotta

Oregano, Majoran, Basilikum, Bohnenkraut, Thymian, Rosmarin, Petersilie

Salz

1 rote Paprikaschote

3 Zucchini

Salz, Chilipulver

300 g Mozzarella

Zubereitung:
Karotten schälen, der Länge nach halbieren und in wenig Wasser bissfest dünsten.
Doppelte Menge Wasser wie Hirse zum Kochen bringen, salzen, Hirse zugeben und aufkochen. Hitzezufuhr abschalten und die Hirse 15 Min. quellen lassen. Ricotta mit Kräutern cremig rühren, salzen und zur Hirse mischen. Paprika waschen und Kerngehäuse herausschneiden. Paprika klein würfeln und unter die Hirse-Ricotta-Mischung rühren.
Zucchini waschen, Strunk und Blütenansatz abschneiden, der Länge nach halbieren. Karotten und Zucchini ausschaben, dabei aber einen dicken Rand stehen lassen. Würzen, füllen und mit Mozzarellascheiben belegt 30 Min. bei 180° C goldbraun backen.

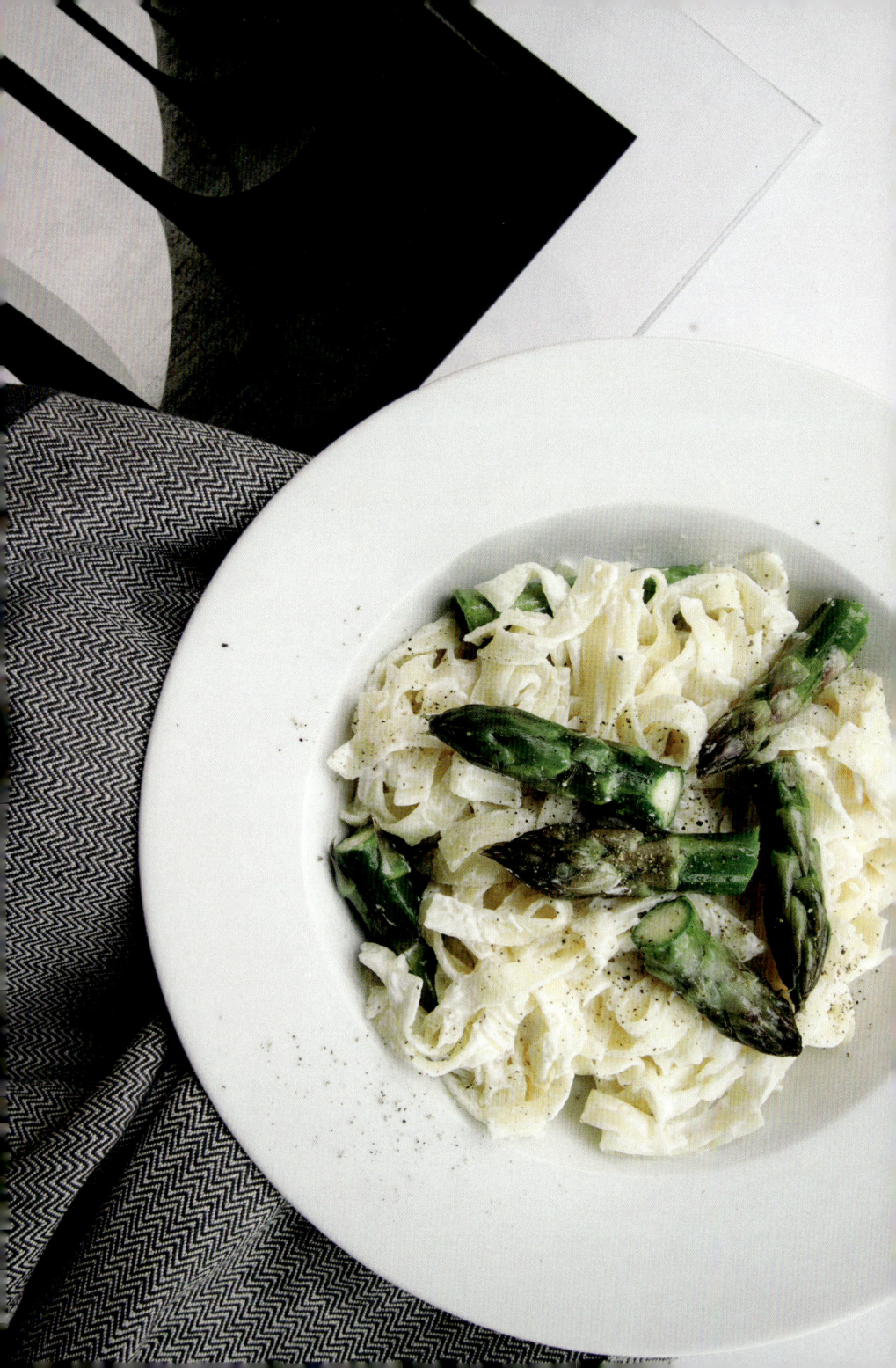

BAVETTE MIT GRÜNEM SPARGEL UND FRISCHKÄSE

Zutaten:

500 g grüner Spargel

Olivenöl

Salz, weißer Pfeffer

125 g Ricotta

1 KL Meerrettich/Kren
(frisch gerieben)

300 g Bavette

Kräuter (frisch, fein gehackt)

Zubereitung:
Spargel waschen und wenn nötig das untere Drittel schälen. In ca. 3 cm lange Stücke schräg schneiden. Olivenöl erhitzen, Spargel kurz darin anbraten und mit Salz und Pfeffer würzen. Ricotta löffelweise dazugeben und mit Meerrettich und Kräutern verrühren.
Bavette in Salzwasser „al dente" kochen, abseihen und zur Spargelsauce geben. Sofort servieren.

GEFÜLLTE SEMMELKNÖDEL MIT FENCHELGEMÜSE

Zutaten:

5 altbackene Brötchen/
Semmeln oder 300 g
Semmelwürfel

1 Zwiebel

20 g Butter

250 ml Milch

1 Ei

Petersilie (fein gehackt)

Salz, weißer Pfeffer

Fülle:

1 Stück Mozzarella

Gemischte Kräuter (getrocknet)

Sauce:

500 g Fenchelknollen

1 kl. Zwiebel

Olivenöl

200 ml Gemüsebrühe

Salz, weißer Pfeffer

100 g saure Sahne/Sauerrahm

1 KL Stärkemehl

Dill (frisch)

Zubereitung:
Brötchen in Würfel schneiden, in eine Schüssel geben und würzen. Zwiebel schälen, fein hacken und in zerlassener Butter goldbraun rösten. Mit Milch ablöschen, aufkochen und heiß über die Brotwürfel leeren. Ei und fein gehackte Petersilie dazugeben, würzen, gut durchkneten und ca. 10 Min. ziehen lassen.
Für die Fülle den Mozzarella in große Würfel teilen und in getrockneten Kräutern wälzen.
Aus der Masse mit einem Mozzarellawürfel in der Mitte einen Knödel formen und im wallenden Salzwasser etwa 12 Min. garen.
Für die Sauce den Fenchel waschen und klein schneiden. Zwiebel schälen, fein hacken und in Olivenöl glasig anbraten. Fenchel dazugeben, kurz mitrösten, mit Gemüsebrühe aufgießen, evtl. würzen und bissfest dünsten. Saure Sahne mit Stärkemehl und wenig Wasser verrühren und die Sauce damit binden. Dill erst kurz vor dem Servieren zugeben.

PICI MIT ZUCCHINI-SAHNE-SAUCE

Zutaten:

Teig:

200 g griffiges Mehl (Type 405)

200 g Hartweizengrieß

100 g Dinkelvollkornmehl

4 Eier

1 EL Rapsöl

Salz

Evtl. etwas Wasser

Mehl für die Arbeitsfläche

Sauce:

1 Bund Frühlingszwiebel

2 EL Rapsöl

300 g Zucchini

300 g braune Champignons

200 g Ricotta

125 ml Schlagsahne/-obers

Salz, Pfeffer

Zubereitung:

Für den Teig alle Zutaten in einer Schüssel mit dem Handrührgerät (Knethaken) glatt rühren. Auf bemehlter Fläche so lange weiterkneten, bis ein geschmeidiger Teig entsteht. Bei Bedarf etwas Wasser dazugeben. Den Teig zugedeckt mind. 2 Std. rasten lassen, auf bemehlter Fläche dünn ausrollen und mit dem Teigroller dünne Streifen abrollen. Diese in gesalzenem Wasser bissfest kochen, abseihen und mit der Sauce vermischen.

Frühlingszwiebel waschen, trocknen und in feine Ringe schneiden. Zucchini und Champignons waschen und klein schneiden. Für die Sauce das Öl in der Pfanne erhitzen, Frühlingszwiebel kurz anrösten, dann Zucchini- und Champignonstücke zugeben. Mit Sahne aufgießen, Hitze reduzieren und zugedeckt weich dünsten lassen. Ricotta portionsweise zugeben und zum Anrichten salzen und pfeffern.

DESSERTS UND SÜSSSPEISEN

GEDECKTER APFELKUCHEN

Zutaten:

125 g Puder-/Staubzucker

275 g Weizenmehl

100 g Dinkelvollkornmehl

250 g Butter

1 Dotter

Fülle:

1 kg Äpfel

Zitronensaft

Zimt

evtl. etwas Zucker

Mandelblättchen

Zubereitung:
Puderzucker und Mehl auf ein Küchenbrett sieben. Butterflocken darauf verteilen und mit dem Dotter zu einem Teig kneten. Die Hälfte des Teiges in einer Kuchenform verteilen und bei 200°C backen, bis er Farbe annimmt.
Für die Fülle Äpfel waschen, schälen und in feine Scheiben schneiden. Sofort mit Zitronensaft beträufeln. Auf der gebackenen Teighälfte verteilen, mit Zimt und evtl. etwas Zucker bestreuen und mit der zweiten Teighälfte bedecken. Mit Mandeln bestreut bei 200°C backen, bis das Gebäck goldbraun ist.

Tipp: Der Apfelkuchen schmeckt am besten noch warm mit saurer Sahne serviert.

PFANNKUCHEN: MOOSBEERZERGEL IM ZUCKERBAD

Zutaten:

3 Eier

150 ml Milch

50 g Dinkelvollkornmehl

50 g Weizenmehl

1 Prise Salz

100 g Heidelbeeren

Pflanzenmargarine
(zum Braten)

Zuckerbad:

125 ml Wasser

100 g Zucker

Zubereitung:
Eier in einer Schüssel mit Milch verquirlen und mit Mehl und Salz zu einem Pfannkuchenteig verrühren. Vollkornmehl hinzufügen und etwas ziehen lassen. Heidelbeeren vorsichtig unterheben. Werden tiefgekühlte Heidelbeeren verwendet, diese nur portionsweise zum Teig geben. Kleine Portionen im heißen Fett beidseitig goldbraun backen und warm stellen.
Für das Zuckerbad Wasser mit Zucker so lange kochen, bis ein Tropfen schwer vom Löffel fällt. Moosbeerzergel dazugeben und im Zuckerwasser ziehen lassen.

Tipp: Mit Milch servieren.

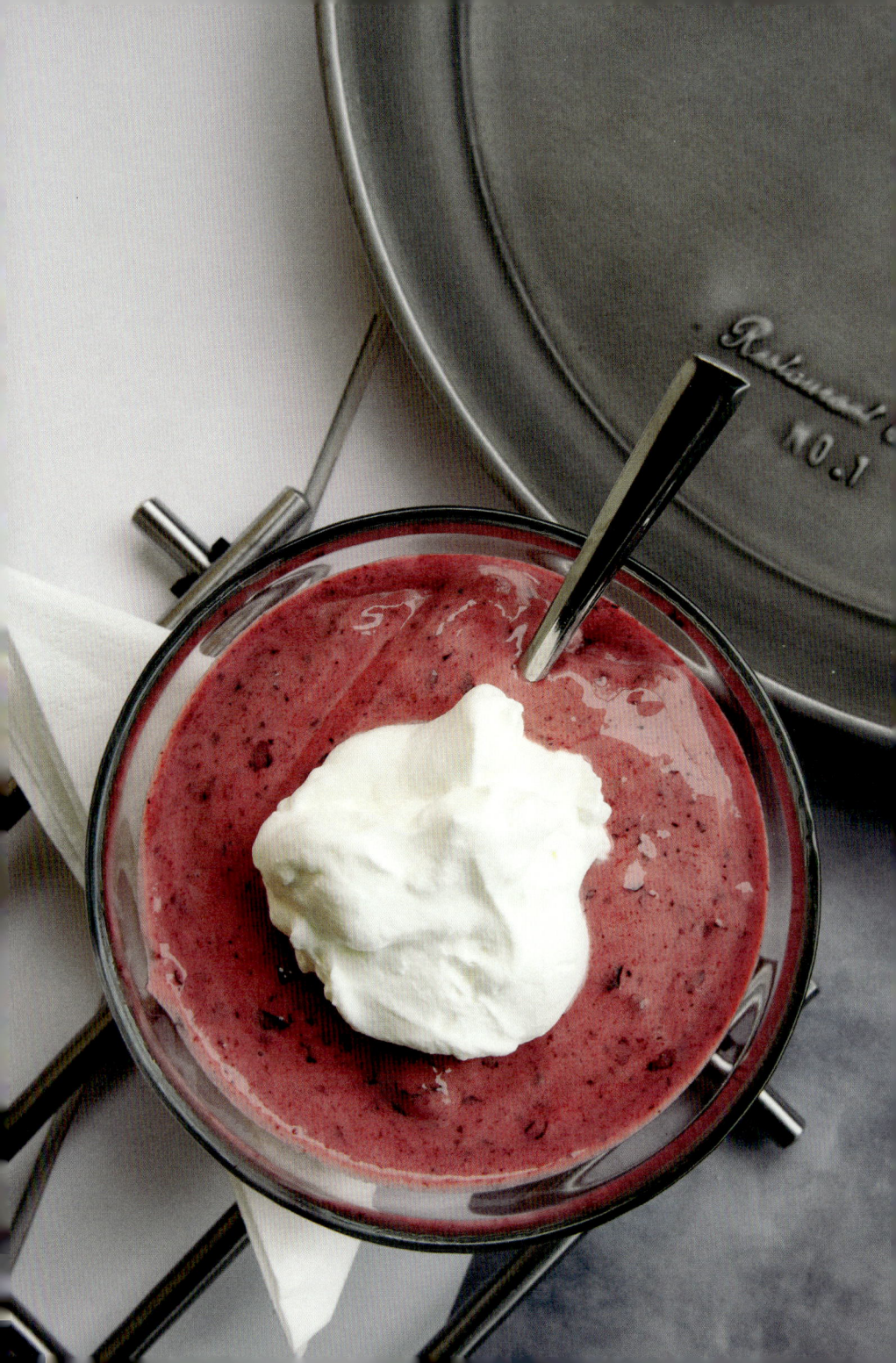

JOHANNISBEER- UND HEIDELBEERSORBET

Zutaten:

200 g Johannisbeeren
(tiefgefroren)

4 EL feiner Zucker

500 g Vanillejoghurt

200 g Heidelbeeren
(tiefgefroren)

2 EL Zucker

4 EL Schlagsahne/-obers

Zubereitung:
Gefrorene Johannisbeeren mit 4 EL Zucker und der Hälfte des Vanillejoghurts pürieren und auf vier Dessertschalen aufteilen. Gefrorene Heidelbeeren mit 2 EL Zucker und dem Rest des Vanillejoghurts pürieren und auf das Johannisbeersorbet geben. Sahne steif schlagen und das Sorbet damit garnieren.

KAFFEECREME

Zutaten:

400 ml Milch

3 EL Zucker

1 Portion starker Mokka

1 Pkg. Vanillepuddingpulver

250 ml Schlagsahne/-obers

Vollkornkekse

Zubereitung:
Milch mit Zucker aufkochen. Mokka mit Vanillepuddingpulver vermengen und in die kochende Zuckermilch einrühren. Beim Erkalten immer wieder umrühren, damit sich keine Haut bildet. Sahne steif schlagen und unter die kalte Creme rühren.
Ein paar Vollkornkekse zerbröseln und auf vier Dessertschalen verteilen. Kaffeecreme hinzufügen. 4 Kekse halbieren und beide Hälften jeweils in die Cremen stecken.

BISKUITOMELETT

Zutaten:

4 Eier, getrennt

4 EL Puder-/Staubzucker

Salz

4 gestrichene EL Backzucker

4 EL Weizenmehl

4 EL Weizenvollkornmehl

4 EL Butter

80 g Aprikosen-/Marillen-
konfitüre

Zubereitung:
Dotter mit Puderzucker dick schaumig rühren. Eiweiß mit einer Prise Salz steif schlagen, Backzucker einrieseln lassen und so lange weiterschlagen, bis die Masse glänzt. Die Hälfte auf die Dottermasse geben und das gemischte Mehl darübersieben. Vorsichtig unterrühren, dann den Rest des Eiweißschaums vorsichtig unterheben.
1 EL Butter in einer Omelettpfanne zerlassen, je ¼ der Masse am Boden verteilen und im vorgeheizten Backofen bei 180° C 8 Min. goldbraun backen. Omelett stürzen, mit Aprikosenkonfitüre bestreichen und zusammengeklappt sofort servieren.

SAUERKIRSCHEN-QUARK-AUFLAUF

Zutaten:

500 g Sauerkirschen/Weichseln

60 g Butter

3 Eier, getrennt

80 g brauner Zucker

120 g Dinkelvollkorngrieß

1 KL Backpulver

500 g Magerquark/-topfen

Mark von 1 Vanilleschote

Salz

20 g Backzucker

Butter für die Form

Semmelbrösel

Zubereitung:

Sauerkirschen waschen und entkernen. Butter flaumig rühren, Dotter und braunen Zucker dazugeben und schaumig schlagen. Dinkelgrieß, Backpulver, Vanillemark und Quark portionsweise unterrühren. Eiweiß mit einer Prise Salz zu steifem Schnee schlagen, Backzucker einrieseln lassen und so lange weiterschlagen, bis die Masse glänzt. Vorsichtig unter die Quarkmasse heben.

Eine Auflaufform mit Butter bestreichen und mit Semmelbröseln bestreuen. Die Hälfte der Quarkmasse einfüllen, die Hälfte der Sauerkirschen darüber verteilen und mit der zweiten Hälfte der Quarkmasse bedecken. Die restlichen Sauerkirschen auf den Auflauf legen und im vorgeheizten Backofen bei 180° C etwa 45 Min. goldbraun backen. Sofort servieren.

QUARKKNÖDEL IM BRÖSELMANTEL AUF APFELMUS

Zutaten:

50 g Butter

4 Eier, getrennt

500 g Quark/Topfen (fein passiert)

100 g Dinkelgrieß

Salz

20 g Butter

150 g Semmelbrösel

500 g Äpfel

⅛ l Wasser

Zitronensaft

Zucker

Puder-/Staubzucker

Zubereitung:

50 g Butter flaumig rühren und nach und nach Dotter, Quark und Dinkelgrieß dazugeben. Salzen und ziehen lassen. Eiweiß zu steifem Schnee schlagen und unterheben. Knödel formen und im wallenden Salzwasser etwa 20 Min. ziehen lassen.

20 g Butter zerlassen und Brösel darin goldbraun rösten. Die Knödel darin wälzen.

Wasser aufkochen und gewaschene, geschälte und geschnittene Äpfel zugeben. Mit einem Spritzer Zitronensaft und evtl. etwas Zucker zugedeckt weich dünsten. Mit dem Mixer pürieren.

In einen tiefen Teller einen Schöpflöffel Apfelmus geben, den Quarkknödel daraufsetzen und mit Puderzucker bestreut servieren.

JOGHURTGELEE AUF HOLUNDERBEERENSPIEGEL

Zutaten:

5 Blatt Gelatine

100 ml Schlagsahne/-obers

20 g Honig

1 Spritzer Zitronensaft

400 g Joghurt

500 g Holunderbeeren

1 kl. Stange Zimt

50 g Zucker

Salz

1 EL Vanillepuddingpulver

Zubereitung:

Gelatine in kaltem Wasser einweichen. Honig und Zitronensaft verrühren, im Wasserbad erwärmen, die ausgedrückte Gelatine darin auflösen und zum Joghurt rühren. Sahne steif schlagen, unterheben und die Masse sofort in Timbaleformen aus Metall gießen. Kalt stellen.

Holunderbeeren waschen, mit einer Gabel von den Stielen in eine Kasserolle streifen und in 500 ml Wasser 15 Min. kochen. Nach dem Passieren mit Zimtstange, Zucker und Salz aufkochen, Vanillepuddingpulver mit wenig Wasser anrühren und die Holundersuppe damit binden, auskühlen lassen. Zimtstange herausnehmen und Masse in Suppentellern verteilen.

Die Timbaleformen kurz ins heiße Wasserbad tauchen und das Gelee in die Mitte der Suppenteller stürzen.

KUCHEN UND KLEINGEBÄCK

APRIKOSEN-DINKEL-MUFFINS

Zutaten:

250 g feste Aprikosen/Marillen

200 g Weizenmehl

50 g Dinkelvollkornmehl

2 TL Backpulver

½ TL Natron

1 Ei

125 g brauner Zucker

1 Pkg. Vanillezucker

80 ml Pflanzenöl mit Buttergeschmack

250 g Naturjoghurt (fettarm)

2 EL Zitronensaft

je 1 Prise Zimt und Salz

Zubereitung:

Aprikosen waschen, schälen, entkernen und in kleine Stücke schneiden. Backofen auf 180° C vorheizen. Die Papier-Backformen in ein Muffin-Blech setzen.

Weizenmehl und Vollkornmehl mit Backpulver und Natron vermengen und sieben. Ei, Zucker, Vanillezucker, Öl, Joghurt, Zitronensaft sowie je eine Prise Zimt und Salz dazurühren. Zum Schluss die Aprikosen unterheben.

Den Teig in die Förmchen füllen und in der Mitte des vorgeheizten Backofens ca. 20 Min. bei 180° C backen. 5 Min. im Ofen rasten lassen, bevor man die Muffins auf einem Kuchengitter abkühlen lässt.

JOHANNISBEERKUCHEN

Zutaten:

275 g Dinkelvollkornmehl

100 g Weizenmehl

250 g Butter

125 g Puderzucker

1 Dotter

500 g Johannisbeeren/ rote Ribisel

5 Eiweiß/-klar

150 g Backzucker

Zubereitung:

Aus Mehl, Butter, Puderzucker und dem Dotter einen Mürbteig bereiten, dünn ausrollen und ein Backblech damit belegen. Mit der Gabel mehrmals einstechen und bei 175° C goldbraun backen.

Johannisbeeren waschen, abtropfen lassen und auf dem Mürbteig verteilen. Eiweiß steif schlagen, Backzucker einrieseln lassen und so lange weiterrühren, bis die Masse glänzt. Den Eischnee auf den Johannisbeeren gleichmäßig verteilen und ein paar Min. im vorgeheizten Backofen bei 200° C bräunen lassen.

KOKOSNAPFKUCHEN

Zutaten:

250 g Schlagsahne/-obers

5 Eiweiß/-klar

100 g Backzucker

5 Dotter

Mark von ½ Vanilleschote

150 g Puder-/Staubzucker

150 g Weizenmehl

50 g Dinkelvollkornmehl

½ Pkg. Backpulver

100 g Kokosflocken

150 g Aprikosen-/Marillen-konfitüre

50 g Kokosflocken zum Bestreuen

Zubereitung:

Schlagsahne und Eiweiß getrennt voneinander steif schlagen, löffelweise den Backzucker zum Eischnee geben und so lange weiterschlagen, bis die Masse glänzt.

Dotter mit Vanillemark und Puderzucker dickschaumig rühren. Mehle sieben und mit Backpulver und Kokosflocken vermischen. Die Hälfte der Eischneemasse und die Hälfte der Mehl-Kokosflocken-Mischung vorsichtig unter die Dottermasse rühren, dann den Rest unterheben.

Teig in eine gefettete und gebröselte Napfkuchenform füllen und bei 175° C etwa 60 Min. backen. Nach dem Auskühlen stürzen, mit heißer Aprikosenkonfitüre bestreichen und mit Kokosflocken bestreuen.

GEFÜLLTE WINDBEUTEL

Zutaten:

Brandteig:

100 ml Wasser

100 ml Milch

1 Prise Salz

30 g Butter

1 EL Zucker

50 g Weizenmehl

50 g Dinkelvollkornmehl

2 Eier

Füllung:

250 ml Milch

3 EL Zucker

Mark von ½ Vanilleschote

30 g Speisestärke

250 g Magerquark/-topfen

Zubereitung:

Für den Teig Wasser und Milch mit einer Prise Salz, Butter und Zucker aufkochen, Mehl zugeben und so lange rühren, bis sich der Teig zu einer Kugel formt und sich vom Boden löst. Teig in eine Schüssel geben und die Eier nacheinander unterrühren. Masse in einen Spritzbeutel mit gezackter Tülle füllen und kleine Häufchen auf ein mit Backpapier belegtes Backblech setzen. Auf der mittleren Schiene des vorgeheizten Backofens bei 180° C etwa 20 Min. goldbraun backen. Auskühlen lassen.

200 ml Milch mit dem Mark der Vanilleschote und dem Zucker aufkochen. 50 ml Milch mit der Speisestärke vermengen und in die kochende Vanillemilch einrühren. Auskühlen lassen und dabei öfters umrühren, damit sich keine Haut bildet. Quark glatt rühren und die kalte Vanillecreme löffelweise dazurühren.

Die gebackenen Windbeutel in der Mitte aufschneiden und mit der Creme füllen. Sofort servieren.

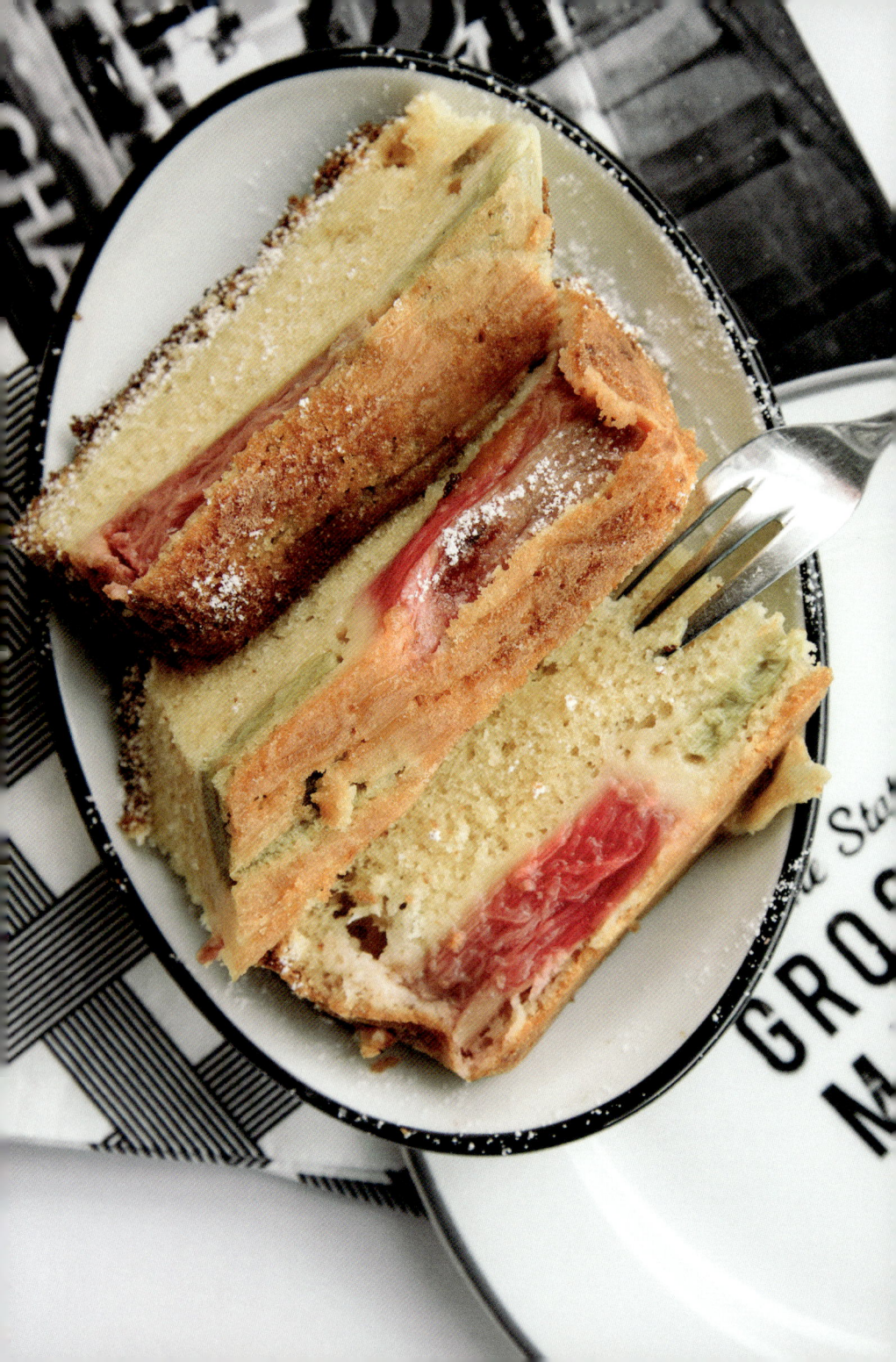

RHABARBER-ÖLKUCHEN

Zutaten:

6 Eier, getrennt

250 g Backzucker

1 Pkg. Vanillezucker

⅛ l Öl

150 g Weizenmehl

100 g Dinkelvollkornmehl

½ Pkg. Backpulver

⅛ l Apfelsaft

4 Stangen Rhabarber

Butter u. Mehl für die Form

Zubereitung:
Dotter mit ⅔ des Zuckers und dem Vanillezucker dickschaumig schlagen. Öl langsam zugeben. Dabei die Masse immer wieder gut verrühren.
Mehl mit Backpulver vermischen und abwechselnd mit dem Apfelsaft zur Schaummasse geben. Eiweiß steif schlagen, den restlichen Zucker dazugeben und unter die Dottermasse heben. Den Teig in einer gebutterten und bemehlten Form gleichmäßig verteilen. Rhabarber waschen, in 2 cm große Stücke schneiden und gleichmäßig auf den Teig legen.
Bei 170° C Ober- und Unterhitze ca. 30 Min. backen, bis der Kuchen goldbraun ist und unter Druck mit dem Finger nachgibt.

MOKKA-TIRAMISU

Zutaten:

2 Pkg. Vollkornlöffelbiskuit/-eierbiskotten

1 doppelter Mokka (ausgekühlt)

Creme:

500 ml Milch

6 EL Zucker

1 Pkg. Vanillepuddingpulver

250 g Magerquark/-topfen

250 ml Schlagsahne/-obers

Kaffeebohnen (zum Bestreuen)

Zubereitung:
Von der Milch 6 EL beiseitegeben und den Rest mit Zucker aufkochen. Die 6 EL Milch mit Puddingpulver glatt rühren und in die kochende Milch einrühren. Pudding beim Erkalten öfters umrühren, damit sich keine Haut bildet. Magerquark cremig rühren und dabei löffelweise den ausgekühlten Pudding zugeben. Sahne steif schlagen und zuletzt unter die Quarkvanillecreme heben.
Löffelbiskuit in Mokka tränken und eine Backform damit auslegen. Abwechselnd die Quarkpuddingcreme und das getränkte Löffelbiskuit in die Form füllen. Mit Quarkmasse abschließen.
Kaffeebohnen mit einem Mörser zerkleinern und auf der Quarkcreme verteilen.
Über Nacht im Kühlschrank ziehen lassen.

Tipp: Statt Magerquark kann auch fettreduzierter Mascarpone verwendet werden.

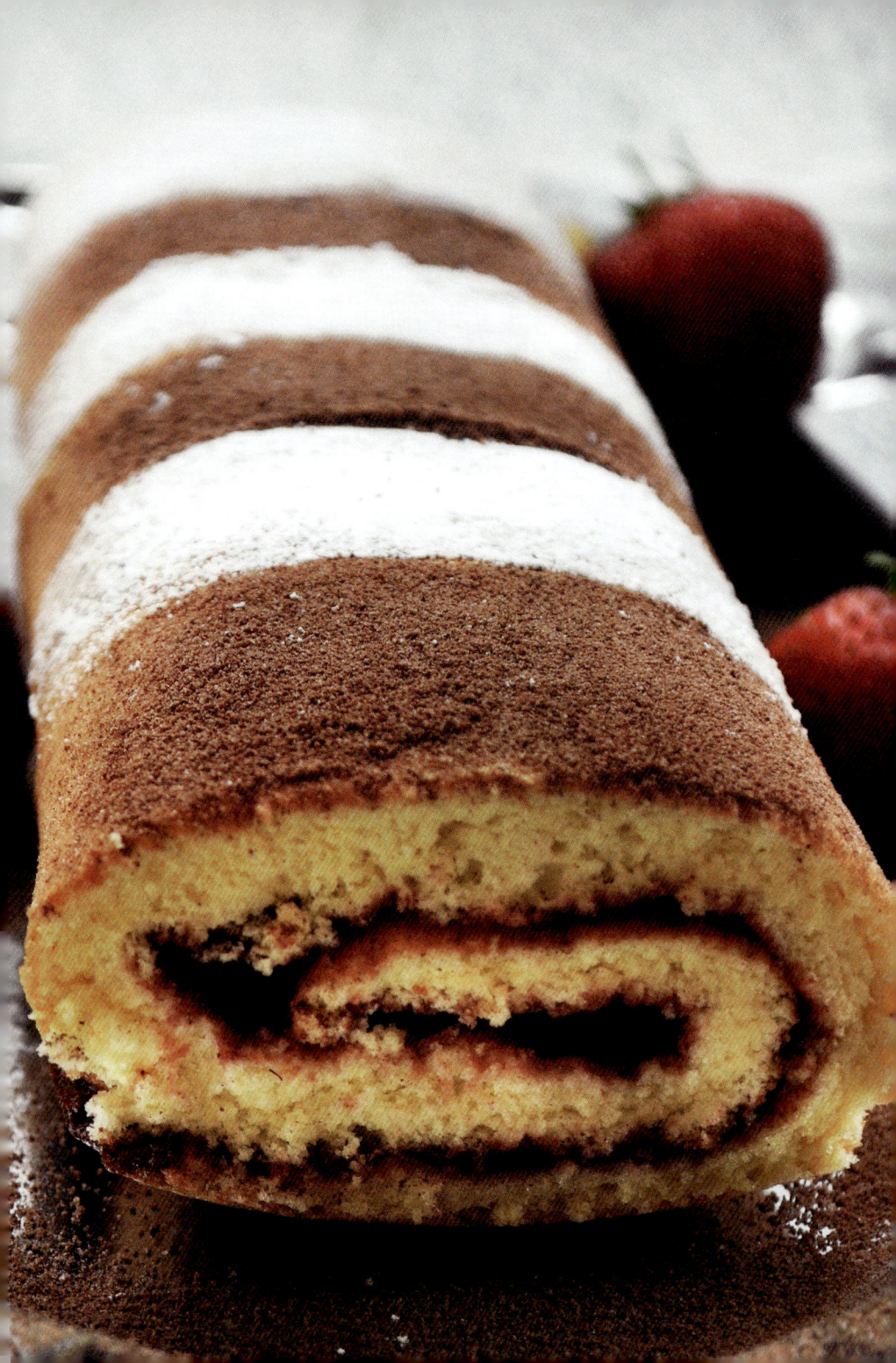

GEFÜLLTE BISKUITROULADE

Zutaten:

4 gr. Eier, getrennt

200 g Zucker

4 EL Wasser (lauwarm)

30 g Maisstärke

110 g Mehl

1 Pkg. Schlagsahne/-obers

1 Pkg. Magerquark/-topfen

100 g Heidelbeerkonfitüre

Puder-/Staubzucker

Zubereitung:
Eiweiß zu steifem Schnee schlagen. ⅓ des Zuckers einrieseln lassen und so lange weiterschlagen, bis die Masse glänzt. Den restlichen Zucker zu den Dottern geben und mit Wasser dickschaumig schlagen. ⅓ der Eischneemasse sowie ⅓ des mit Maisstärke gemischten Mehls vorsichtig mit dem Schneebesen unter die Dottermasse heben. Auf diese Weise die ganze Masse verarbeiten.
Den Teig auf einem mit Backpapier belegten Backblech gleichmäßig verteilen und 8 Min. bei 200° C goldbraun backen.
Das Biskuit sofort auf ein mit Kristallzucker bestreutes Tuch stürzen und das Backpapier abziehen. Mit dem Tuch einrollen und abkühlen lassen.
Für die Fülle die Sahne steif schlagen. Magerquark mit Heidelbeerkonfitüre verrühren, Sahne unterheben und die Biskuitroulade damit füllen. Mit Puderzucker bestreut servieren.

> **Tipp:** Das Backpapier lässt sich leichter abziehen, wenn man es befeuchtet.

PHILADELPHIATORTE (OHNE BACKEN)

Zutaten:

400 g Vollkornbutterkekse

100 g Butter

9 g Gelatine

1 Pkg. Schlagsahne/-obers

525 g Doppelrahm-Frischkäse

Saft von 1 Zitrone

4 EL Puder-/Staubzucker

Zubereitung:
Den Boden einer Springform (24 cm) mit Butterpapier auslegen. 200 g Butterkekse zerbröseln, die Hälfte der Butter in einer großen Pfanne zerlassen und die Kekse darin kurz rösten. Auskühlen lassen und auf dem Butterpapier gleichmäßig verteilen.
Sahne steif schlagen. Frischkäse mit Zitronensaft und Puderzucker glatt rühren. Gelatine in wenig kaltem Wasser einweichen und im Wasserbad unter Rühren erwärmen, bis sie sich aufgelöst hat. Rasch unter die Frischkäsecreme rühren. Sahne unterheben und die Creme sofort auf dem Keksboden verteilen.
Die restliche Butter zerlassen und weitere 200 g zerbröselte Kekse darin rösten. Nach dem Auskühlen gleichmäßig auf der Quarkcreme verteilen. Kalt stellen und kühl servieren.

SCHNEEWITTCHENTORTE

Zutaten:

Tortenboden:

3 Eiweiß/-klar

Salz

70 g Backzucker

3 Dotter

80 g Puder-/Staubzucker

100 g Buchweizenmehl

1 Msp. Backpulver

1 Pkg. Vanillepudding

1 EL Carobpulver

Belag 1:

6 Blatt Gelatine

500 g Mascarpone

500 g Joghurt

3 gehäufte EL Puder-/Staub-zucker

Zitronensaft

Belag 2:

4 Blatt Gelatine

800 g Preiselbeerkonfitüre

Zubereitung:
Eiweiß mit einer Prise Salz steif schlagen, Backzucker einrieseln lassen und so lange weiterschlagen, bis die Masse glänzt. Dotter mit Puderzucker dickschaumig rühren, die Hälfte des Eischnees dazugeben. Mehl mit Backpulver, Puddingpulver und Carob vermischen und vorsichtig unterrühren. Den restlichen Eischnee unterheben. Masse in eine gefettete und bemehlte Form füllen und bei 170°C etwa 30 Min. backen. Auskühlen lassen. Tortenring vorsichtig lösen und mit Backpapier auskleiden.
Für den 1. Belag Gelatine im kalten Wasser einweichen. Mascarpone mit Joghurt verrühren. Etwa 3 EL Zucker in wenig Wasser wärmen und dabei rühren, bis sich der Zucker gelöst hat. Gelatine ausdrücken und im Zuckerwasser auflösen. Mit dem Zitronensaft zur Mascarpone-Joghurt-Mischung rühren. Auf dem Tortenboden verteilen und kalt stellen.
Für den 2. Belag Gelatine im kalten Wasser einweichen. 400 g Preiselbeerkonfitüre in einer Schüssel im Wasserbad erwärmen und die ausgedrückte Gelatine darin auflösen. Mit weiteren 400 g Preiselbeerkonfitüre verrühren und auf dem festen ersten Belag glatt streichen. Kalt stellen, bis die Masse fest geworden ist.
Tortenring und Papier lösen und kalt servieren.

ABKÜRZUNGEN

EL	Esslöffel
g	Gramm
gr.	groß
kg.	Kilogramm
KL	Kaffeelöffel
kl.	klein
l	Liter
Min.	Minute/n
ml.	Milliliter
ML	Mokkalöffel
Msp.	Messerspitze/n
Pkg.	Packung
Std.	Stunde/n
Stk.	Stück
TL	Teelöffel

GLOSSAR

biogene Amine	Stoffwechselprodukte von Aminosäuren; sie finden sich natürlicherweise im menschlichen Körper
Enzym	körpereigene Stoffe, die Stoffwechselreaktionen auslösen. Diaminoxidase ist ein Enzym, das Histamin im Körper abbaut
Histidin	eine Aminosäure, also der kleinste Baustein eines Eiweißes, die sich unter anderem in Fleisch, Fisch und Milchprodukten findet und keine Beschwerden verursacht, aus der aber Histamin entstehen kann
IgG-Test	Bluttest, der das Vorhandensein von Immunglobulin G im Blut misst. Er zeigt, mit welchen Stoffen die untersuchte Person bereits in Kontakt gekommen ist und daraufhin eine gewisse immunologische Toleranz entwickelt hat
inhalative Allergene	Allergieauslöser, die eingeatmet werden (z. B. Pollen)
nicht sedierendes Antihistaminikum	Antihistaminika sind Wirkstoffe, die die Wirkung von Histamin im Körper aufheben. Als Nebenwirkung können sie Müdigkeit auslösen. Wirkstoffe der zweiten Generation wirken meist weniger dämpfend und werden deshalb auch als „nicht sedierende Antihistaminika" bezeichnet

KLEINES KÜCHENLEXIKON

A	
al dente	bissfest

B	
Backzucker	feiner Kristallzucker
Bavette	schmale Bandnudeln
Biskotten	Löffelbiskuit
Bratschlauch	hitzebeständiger Plastikschlauch, in dem Bratgut im eigenen Saft im Backofen gegart wird

C	
Carobpulver	Pulver aus den getrockneten Früchten des Johannisbrotbaums

D	
Dampfl	Vorteig

E	
Eiklar	Eiweiß
Eidotter	Eigelb

F	
Faschiertes	Hackfleisch
Frankfurter	Wiener Würstchen

G	
Germ	Hefe
Gugelhupf	Napfkuchen

K	
Kalbsnuss	rundes Fleischstück aus der Kalbskeule
Karfiol	Blumenkohl
Kasserolle	Topf mit Stiel
Kren	Meerrettich
Krume	Brotinneres

L	
Lerberkäse	Fleischkäse
legieren	binden, eindicken

M	
Marille	Aprikose
Mehlschwitze	Einmach, Einbrenn

P	
Pariser Messer	Kugelausstecher, löffelartiges Spezialmesser
Pici	dicke Nudeln; Pasta-Sorte aus der Toskana

R	
Ribisel	Johannisbeere
Rotkraut	Rotkohl

S	
Sauerrahm	saure Sahne
Schlagobers	Schlagsahne
Semmel	Brötchen
Staubzucker	Puderzucker

T	
Timbaleform	Terrineform, Backförmchen
Topfen	Quark

W	
Weichseln	Sauerkirschen
Weißkraut	Weißkohl
Weckerl	Brötchen

REZEPTVERZEICHNIS

LITERATUR

[1] Wantke F, Götz M, Jarisch R. The red wine provocation test: Intolerance to histamine as a model for food intolerance. Allergy Proc 1994: 15: 27–32.

[2] Jarisch R, Wantke F. Wine and headache. Int Arch Allergy Immunol 1996: 110: 7–12.

[3] Konakovsky V et al. Levels of histamine and other biogenic amines in high-quality red wines. Food Add Cont 2011: 28: 408–416.

[4] Wackes C et al. Histamine in selected beer samples. Inflamm Res. 2006: 55: 67–68.

[5] Hayakawa R et al. Histamine formation in Japanese marine fish species and the effect of frozen storage. Shokuhin Eiseigaku Zasshi 2013: 5: 402–409.

[6] Souci SW, Fachmann W, Kraut H. Food composition and nutrition tables. Medpharm Scientific Publishers, Stuttgart 2008.

[7] Rauscher-Gabernig E et al. Assessment of alimentary histamine exposure of consumers in Austria and development of tolerable levels in typical foods. Food Control 2009: 20: 423–429.

[8] Maintz L et al. Association of single nucleotide polymorphisms in the diamine oxidase gene with diamine oxidase serum activities. Allergy 2011: 66(7): 893–902.

[9] Santos MS. Biogenic amines: their importance in foods. International Journal of Food Microbiology 1996: 29(2): 213–231.

[10] Smolinska S et al. Histamine and gut mucosal immune regulation. Allergy 2014: 69(3): 273–281.

[11] Maintz L, Novak N. Histamine and histamine intolerance. American Journal of Clinical Nutrition 2007: 85(5): 1185–1196.

[12] Hesterberg R et al. Histamine content, diamine oxidase activity and histamine methyltransferase activity in human tissues: fact or fictions?. Agents and Actions 1984: 14(3–4): 325–334.

[13] Wöhrl S et al. Histamine intolerance-like symptoms in healthy volunteers. Allergy and Asthma Proceedings 2004: 25(5): 305–311.

[14] Komericki P et al. Histamine intolerance: lack of reproducibility of single symptoms by oral provocation with histamine: randomised, double-blind, placebo-controlled cross-over study. Wiener Klinische Wochenschrift 2011: 123(1–2): 15–20.

[15] Kanny G et al. No correlation between wine intolerance and histamine content of wine. Journal of Allergy and Clinical Immunology 2001: 107(2): 375–378.

[16] Tarján V, Jánossy G. The role of biogenic amines in foods. Wiley-VCH, Weinheim 1978.

Im Internet

Weitere Informationen zum Thema Nahrungsmittelintoleranzen und Histamin finden Sie in diesem Infofilm:

http://www.vielgesundheit.at/filme/krankheitsbilder/ filmdetail/video/intoleranzen.html

Hinweis

Zugunsten der leichteren Lesbarkeit wurde auf eine durchgehend genderneutrale Schreibweise verzichtet. Selbstverständlich sind aber auch dort, wo nur eine Form genannt ist, beide Geschlechter gemeint.

Bildnachweis:
S.8: Felix Wantke
S.12, 15, 16, 17, 19, 21, 22, 23, 25 oben/unten, 26: fotolia.com
S.28, 32, 38, 42, 50, 54, 62, 72, 76, 82, 84: Esther Karner und Victoria Posch

Copyright © 2015 Wilhelm Maudrich Verlag, Wien
Eine Abteilung der Facultas Verlags- und Buchhandels AG
Alle Rechte, insbesondere das Recht der Vervielfältigung und Verbreitung sowie der Übersetzung in fremde Sprachen, vorbehalten.
Alle Angaben in diesem Buch erfolgen trotz sorgfältiger Bearbeitung ohne Gewähr, eine Haftung der Autoren oder des Verlages ist ausgeschlossen.

Lektorat: Katharina Stadler, Wien
Satz: Florian Spielauer, Andreas Hubmann, Wien
Umschlagbild: Christoph Rosenberger Photography, Wien
Covergestaltung: grafik:design Manfred Kriegleder, Wien
Druck: Ferdinand Berger & Söhne, Horn
Printed in Austria
ISBN 978-3-99002-010-4

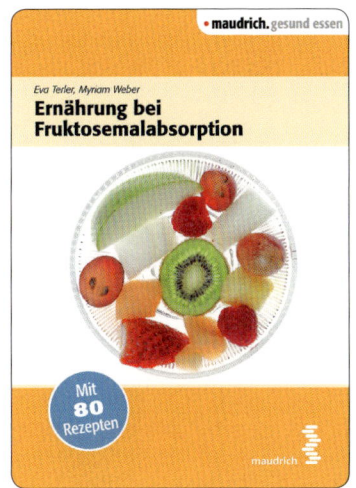

Eva Terler, Myriam Weber

Ernährung bei Fruktosemalabsorption

maudrich.gesund essen

maudrich 2013, 80 Seiten, 4-farbig, Klappenbroschur
ISBN 978-3-85175-996-9
EUR 14,90 [A] / EUR 14,50 [D] / sFr 19,90 UVP

Nie mehr Beschwerden durch Fruktose!
Wenn Fruktose in der Nahrung Beschwerden verursacht, werden „verdächtige" Nahrungsmittel oft sicherheitshalber gemieden. Doch strikte Vermeidung führt zu Mangelerscheinungen, die Krankheiten auslösen können. Dieses Buch zeigt Ihnen, wie sich die Beschwerden durch die passende Ernährung deutlich lindern lassen, welche Lebensmittel Ihnen guttun und welche Sie einfach ersetzen können. Die köstlichen Rezeptideen unterstützen die vielseitige Ernährung – damit Sie auf nichts verzichten müssen.

Ihr Plus:

- 80 köstliche Rezepte
- Zahlreiche Tipps zu Vermeidung und Ersatz von Fruktose
- Praktische Experten-Tipps für den Alltag
- Anschauliche medizinische Hintergrundinfos

www.facultas.at/verlag

maudrich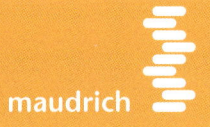

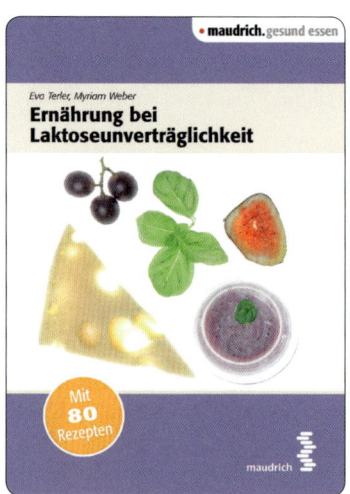

Eva Terler, Myriam Weber

Ernährung bei Laktoseintoleranz

maudrich.gesund essen

maudrich 2014, 96 Seiten, 4-farbig, Klappenbroschur
ISBN 978-3-85175-997-6
EUR 14,90 [A] / EUR 14,50 [D] / sFr 19,90 UVP

Genussvoll essen trotz Laktoseintoleranz

Beschwerdefrei leben trotz Unverträglichkeit, ohne auf Lieblingsspeisen verzichten zu müssen? Mit den richtigen Rezepten kein Problem!

Dieser Ratgeber zeigt Ihnen, was Ihre Unverträglichkeit bedeutet, welche Lebensmittel Ihnen guttun und welche Sie bei Beschwerden meiden sollten. Mit vielen Tipps und zahlreichen Rezepten vom Frühstücksmüsli über Fischcurry, Rostbraten und Gemüsepizza bis zum cremigen Eisdessert.

Ihr Plus:

- Über 80 schmackhafte Rezepte
- Tipps zu Vermeidung und Ersatz von Laktose
- Praktische Empfehlungen, u.a. für das Essen unterwegs und im Restaurant
- Wissenswerte medizinische Hintergrundinfos

www.facultas.at/verlag   maudrich